思想觀念的帶動者

文化現象的觀察者

本土經驗的整理者

生命故事的關懷者

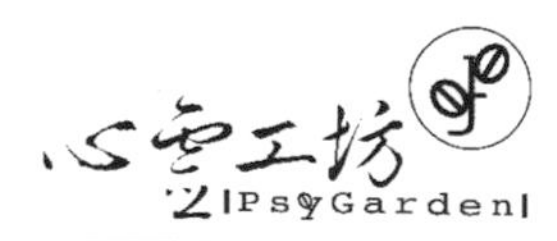

Caring

生命長河，如夢如風
猶如一段逆向的歷程
一個掙扎的故事，
一種反差的存在留下探索的紀錄與軌跡

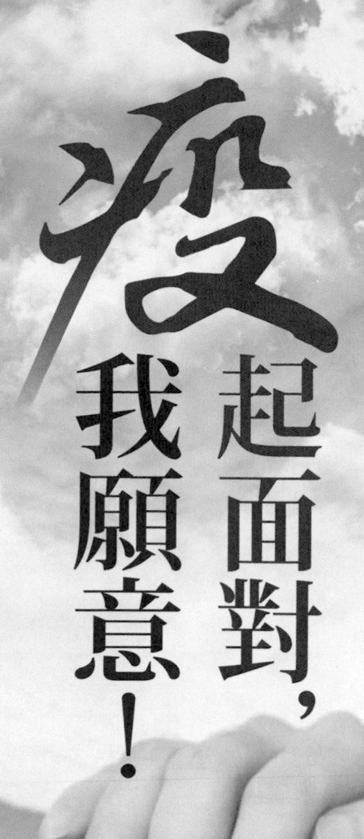

作者——楊金燕

新冠蔓延下的人物放大鏡

慈濟醫療以愛戰疫

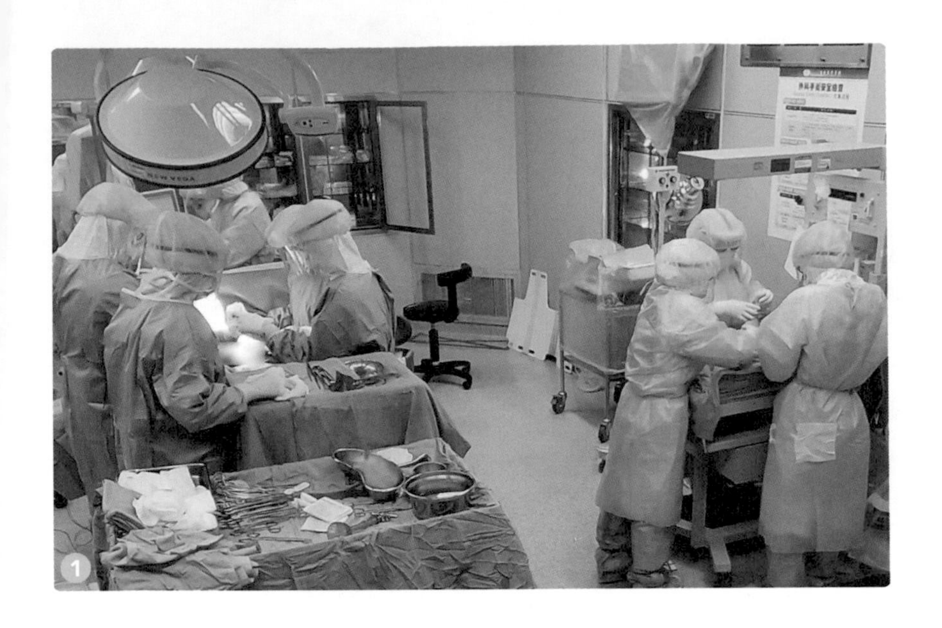

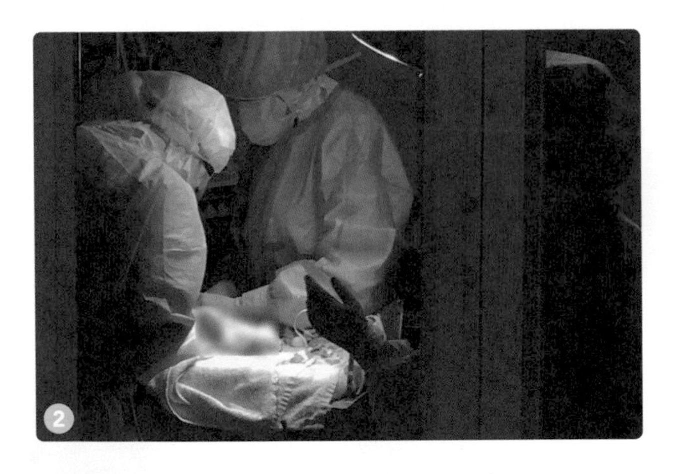

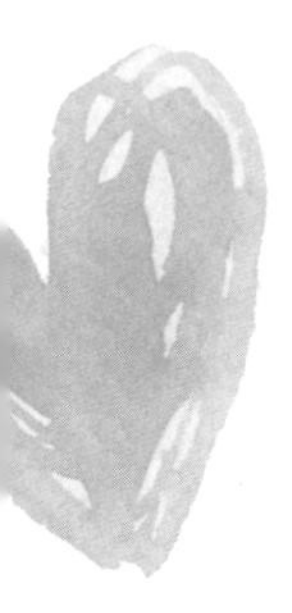

❶ 2021 年 5 月下旬，台北慈濟醫院 (簡稱台北慈院) 婦產部跨科團隊合作，為臺灣首例確診重症孕婦插管、剖腹產，母子均安。圖／台北慈院

❷ 1565 公克的小嬰孩呱呱墜地後送入負壓隔離室悉心照護。圖／台北慈院

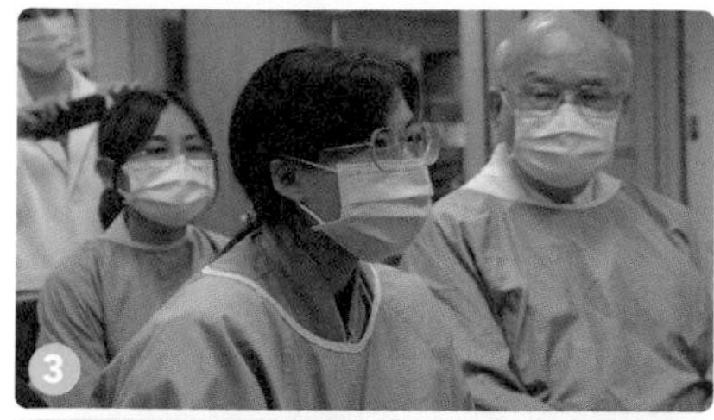

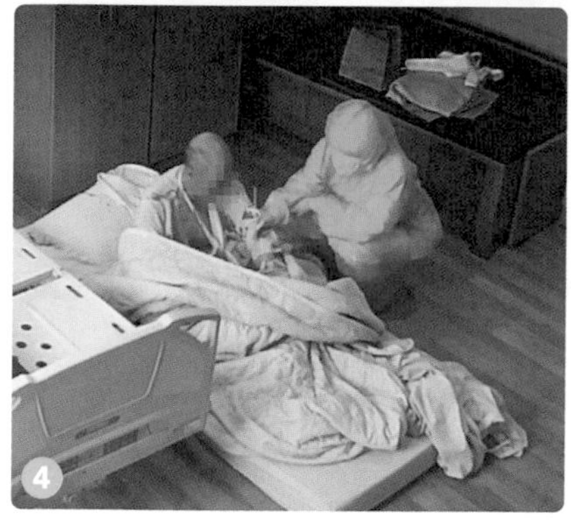

③ 婦產部邱筱宸醫師（前中）、黃思誠顧問（右）及醫療團隊十餘人，與確診產婦、先生及其家人視訊會議，說明治療方針。范宇宏／攝

④ 台北慈院護理師餵高齡長輩喝水、吃飯。圖／台北慈院

⑤ 在防疫物資庫存緊張時，台北慈院行政團隊合力手工製作兩千個防護面罩供醫療前線使用。范宇宏／攝

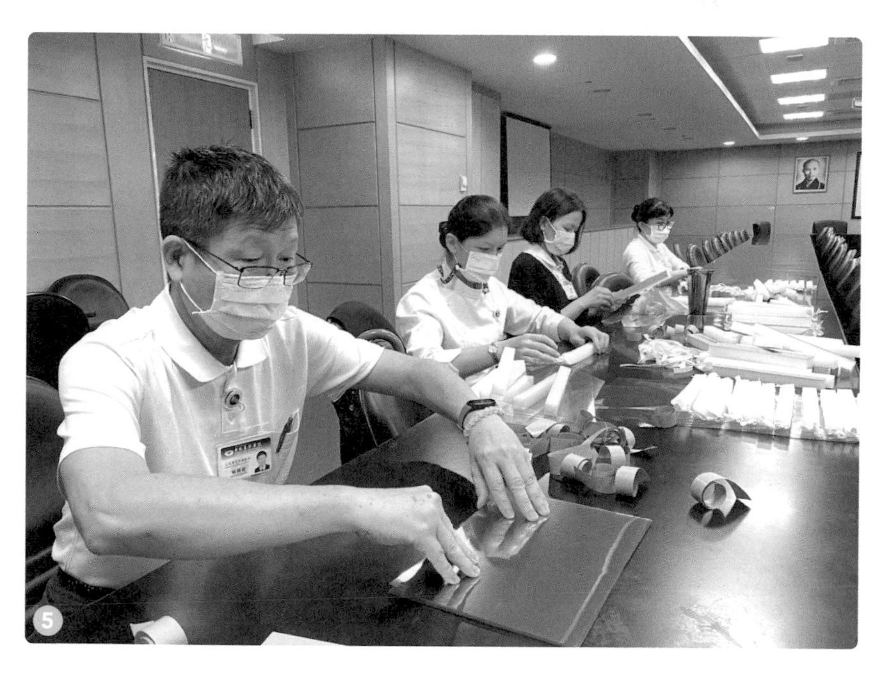

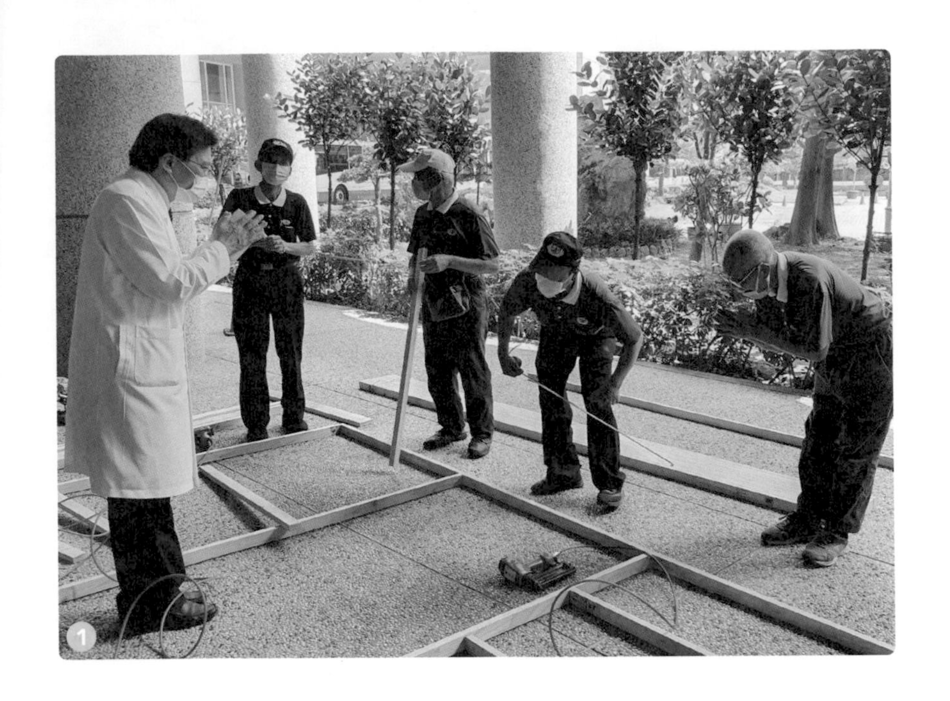

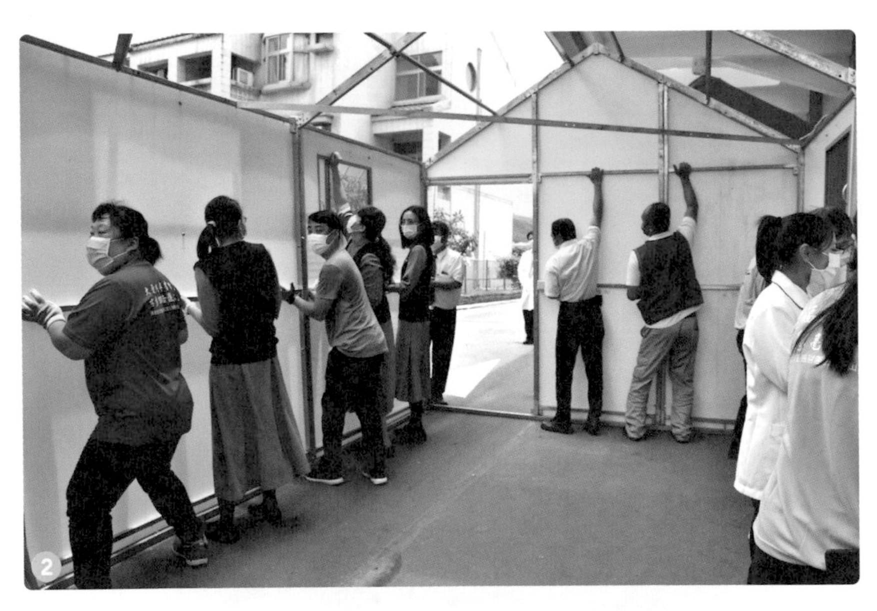

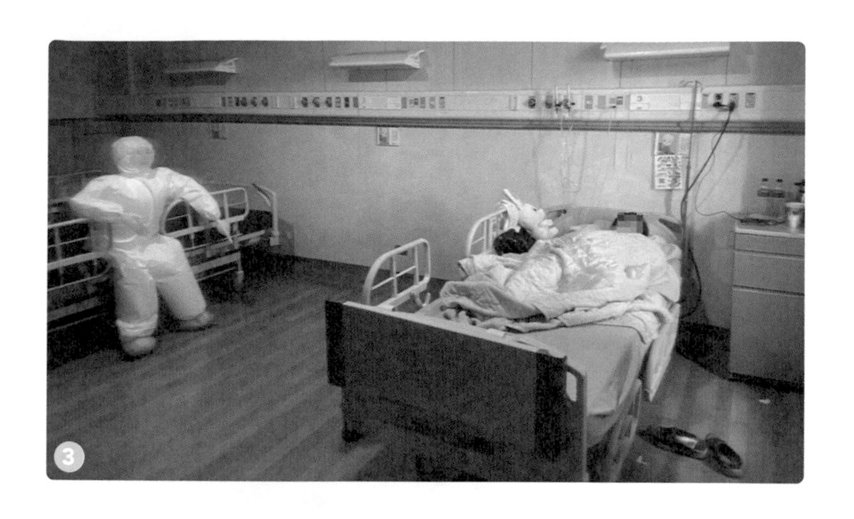

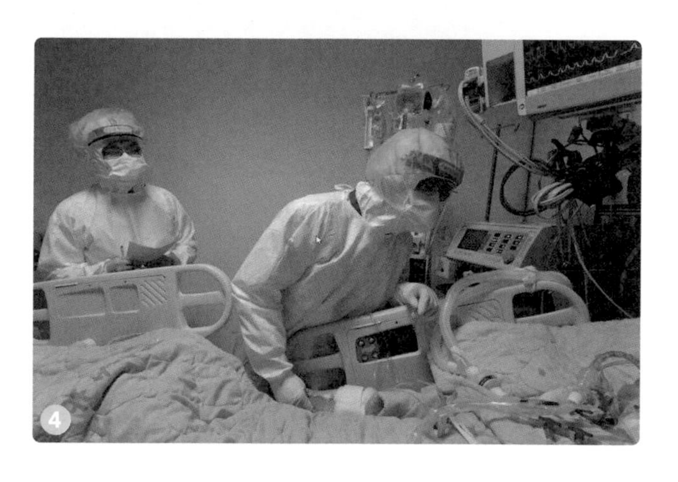

1. 台北慈院趙有誠院長感恩志工團隊支援協作，兩天內完成戶外快篩站。圖／台北慈院

2. 為了社區防疫，關山慈濟醫院眾志成城，雖人力較少但在地民眾一起幫忙，完成社區篩檢站設置。陳慧芳／攝

3. 台北慈院 10B 專責病房護理長陳美慧帶醫護一起製作「充氣人偶」來安撫確診的失智阿嬤，人偶送進病室後，躁動的阿嬤終於可以安靜睡覺或待在病房內，不再破壞門鎖衝出病室。圖／台北慈院

4. 台北慈院專責加護病房的蘇文麟主任握著確診病人的手，為他加油打氣。圖／台北慈院

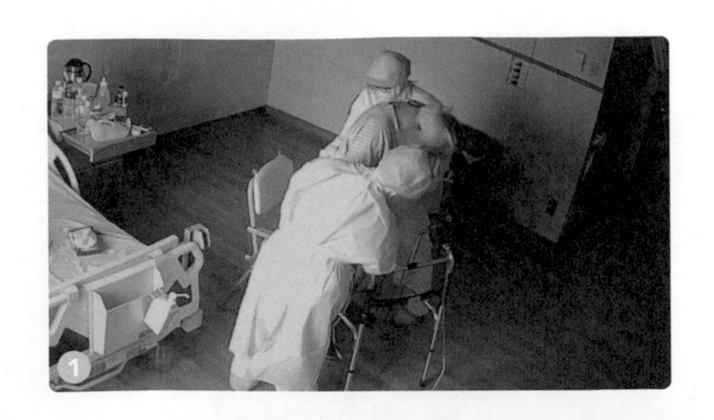

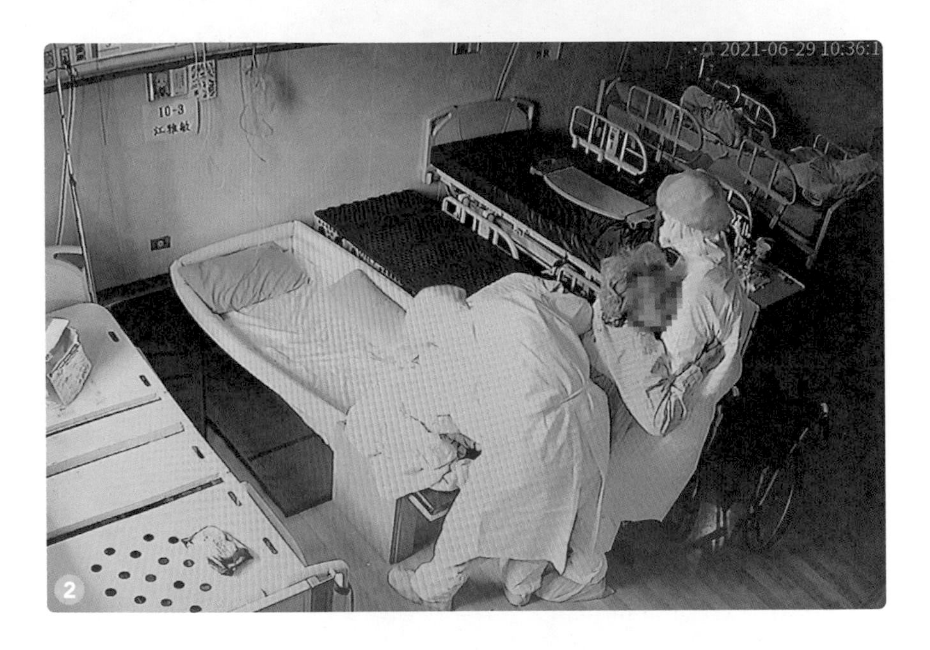

❶ 台北慈院醫護人員耐心帶著確診病人做復健。圖／台北慈院

❷ 台北慈院專責病房護理師幫一位失智阿嬤換尿布、穿褲子。圖／台北慈院

❸ 台北慈院護理師為鼓勵小病童運動，自製套圈圈遊戲陪孩子玩，汗水已滴辣雙眼，小病人依然懇求著「拜託，再玩十分鐘！」圖／台北慈院

❹❺ 台北慈院專責病房護理師江曉貞、梁嬴心為兩歲的病童慶生。圖／吳惠禎

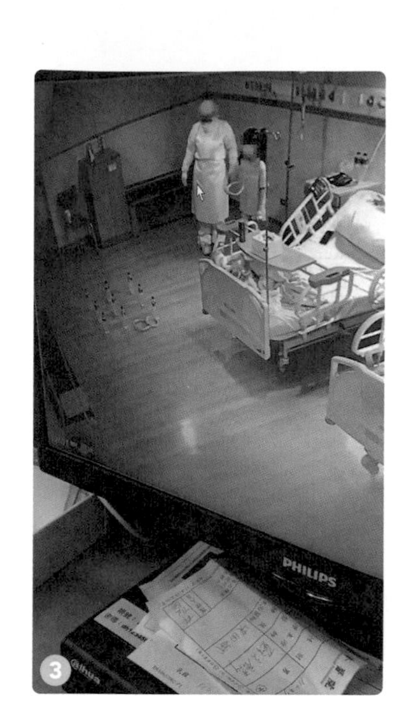
PHILIPS

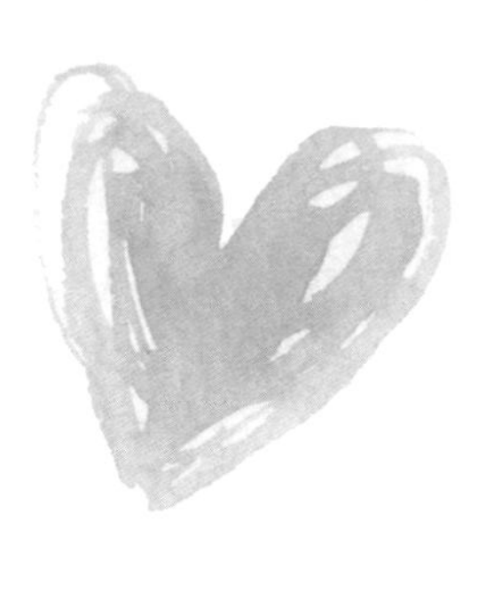

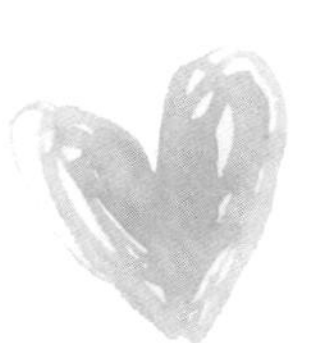

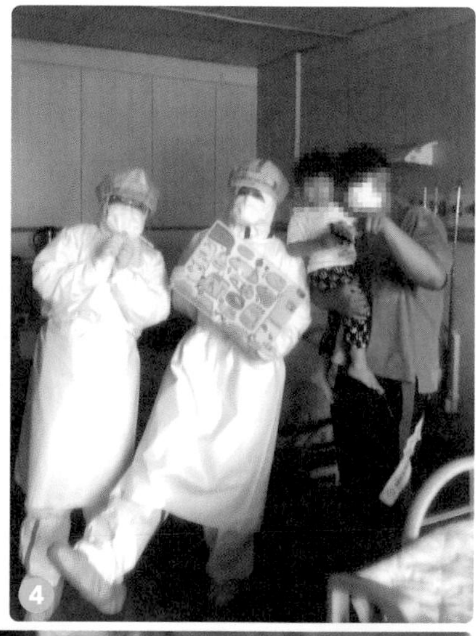

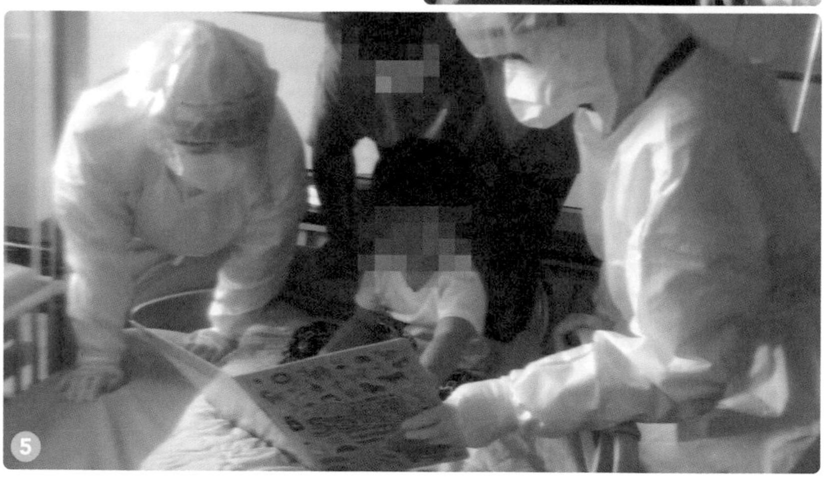

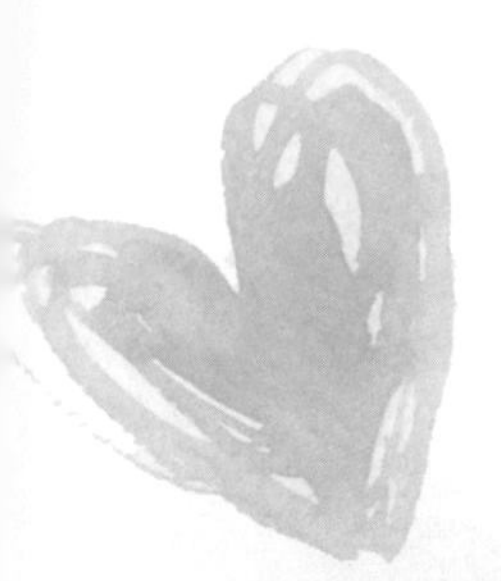

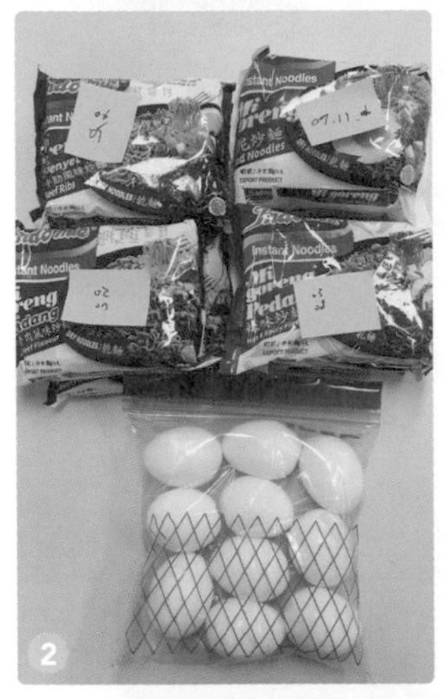
Instant Noodles
2

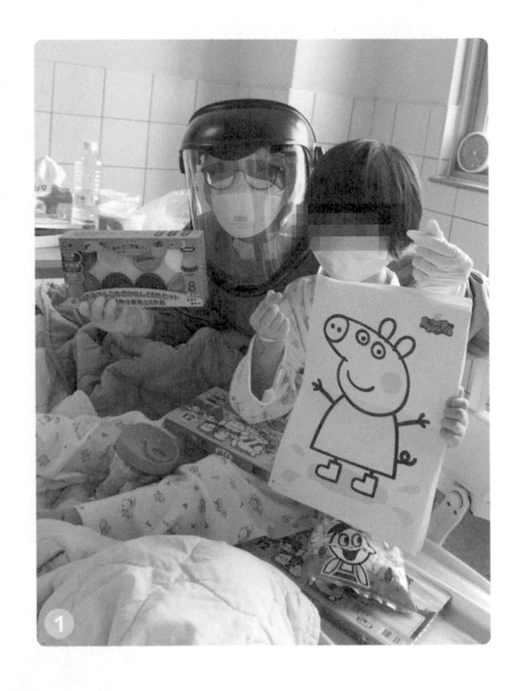
1

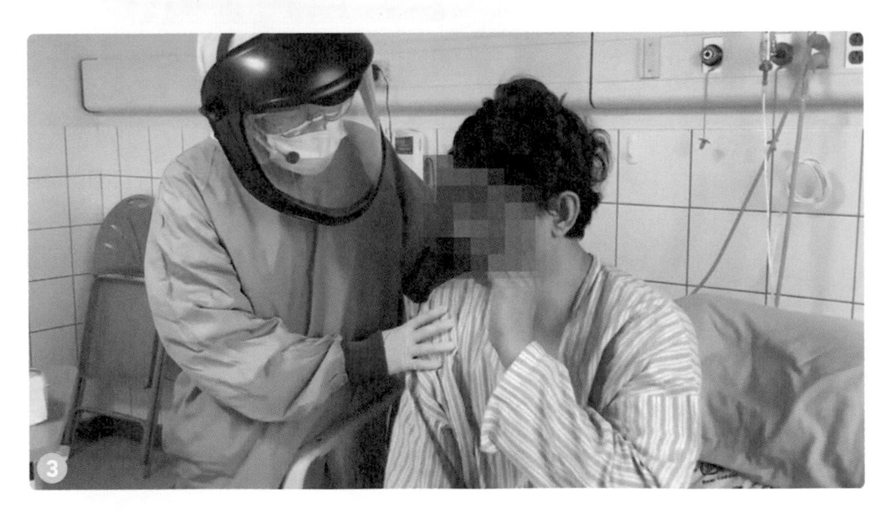
3

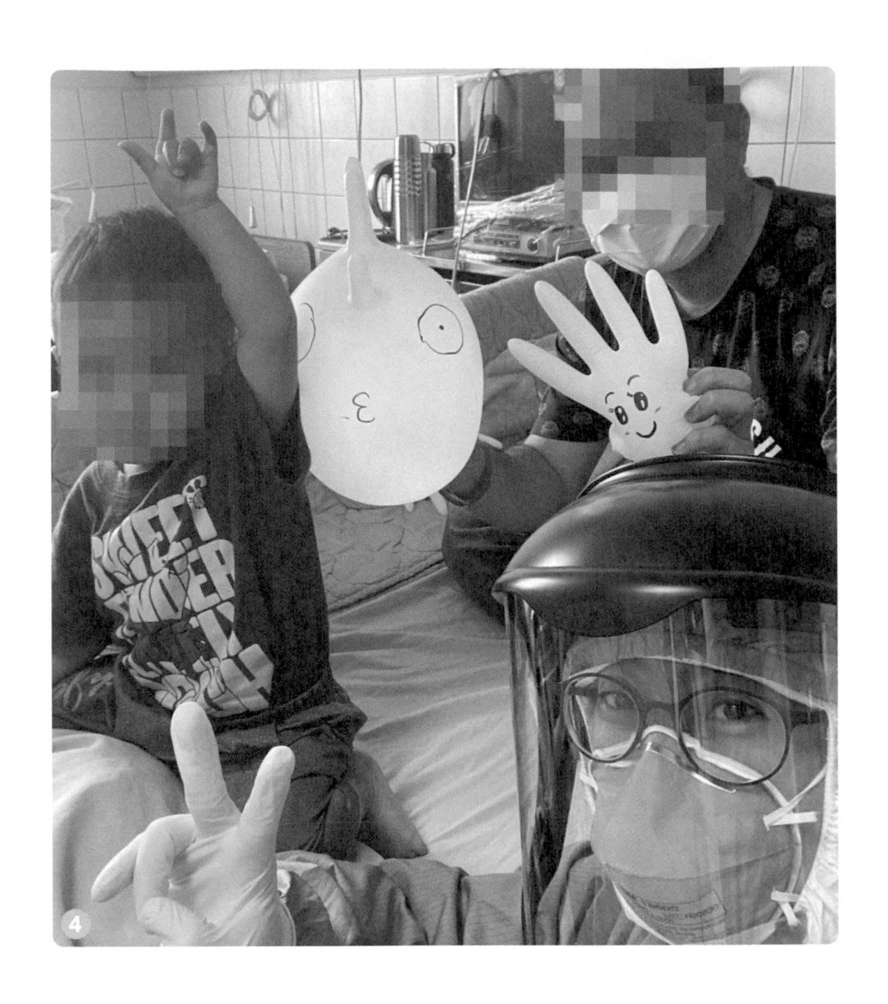

❶ 大林慈濟醫院（簡稱大林慈院）社工師王淑鈴特地去為十個月大的小病人買了造型固齒器；為五歲女孩買紙黏土、彩色筆及繪圖本，讓病童住院有歡笑。圖為護理師送禮物進病房與孩子合影。圖／大林慈院

❷ 大林慈院專責病房的護理師們採買印尼泡麵、印尼辣醬、煮白煮蛋，為外籍移工病人提供家鄉味點心，讓他們逐漸嶄露笑顏。圖／大林慈院

❸ 大林慈院醫護團隊用心安撫驚慌失措、語言不通的外籍移工確診病人。圖／大林慈院

❹ 大林慈院專責病房護理師們以手套吹起氣球玩偶、送進病房，只為博孩子一笑。圖／大林慈院

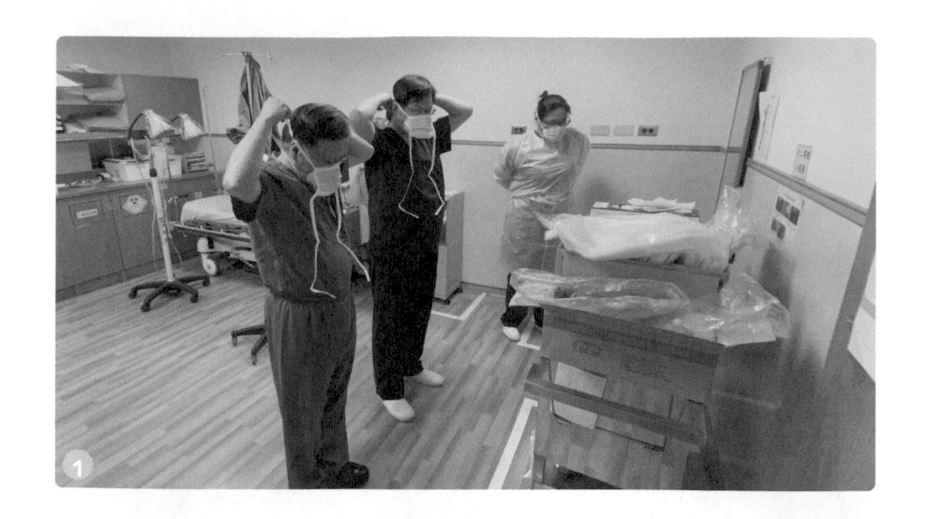

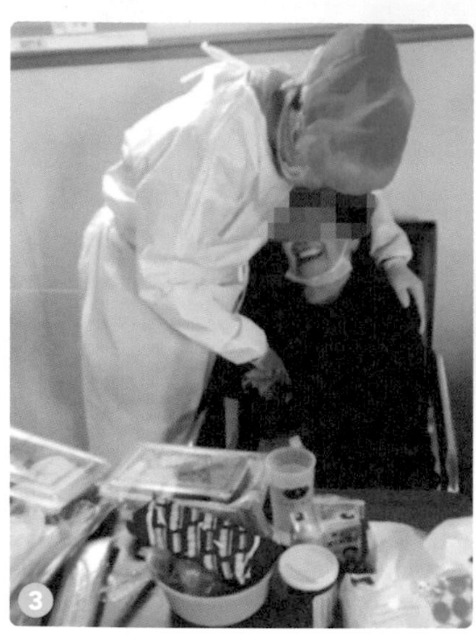

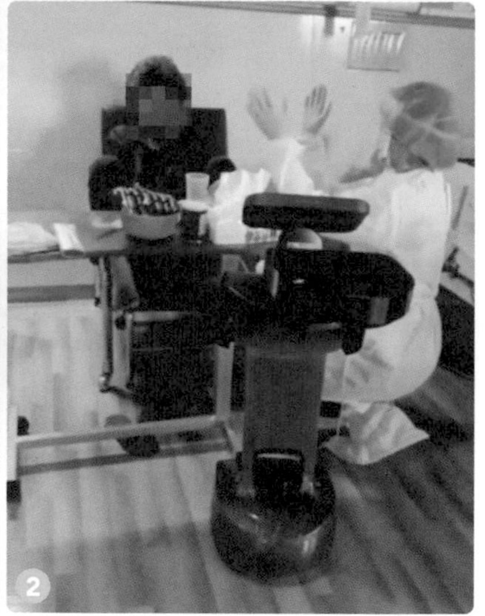

① 2021 年 5 月，台中慈濟醫院（簡稱台中慈院）院長簡守信（左一）及醫祕邱國樑（左二）身先士卒，輪值專責病房。馬順德／攝

②③ 台中慈院護理師帶阿信機器人（播音樂）進病房載歌載舞「愛拚才會贏」寬慰苦悶的阿嬤（圖右）；等到阿嬤獲知可出院時，激動得緊抓著護理師的手，又哭又笑道感謝（圖左）。圖／吳美華提供

④ 花蓮慈濟醫院（簡稱花蓮慈院）成功救治一對結縭近五十年、曾陷入重症的確診夫妻，院方在他們出院前夕，為他們提前舉辦「金婚」歡慶，丈夫喜極而泣，一再感謝。江家瑜／攝

⑤⑥ 花蓮慈院護理師為即將出院的原住民阿公，繪製其專屬 Q 版畫像的扇子，祝福阿公平安出院。圖／花蓮慈院

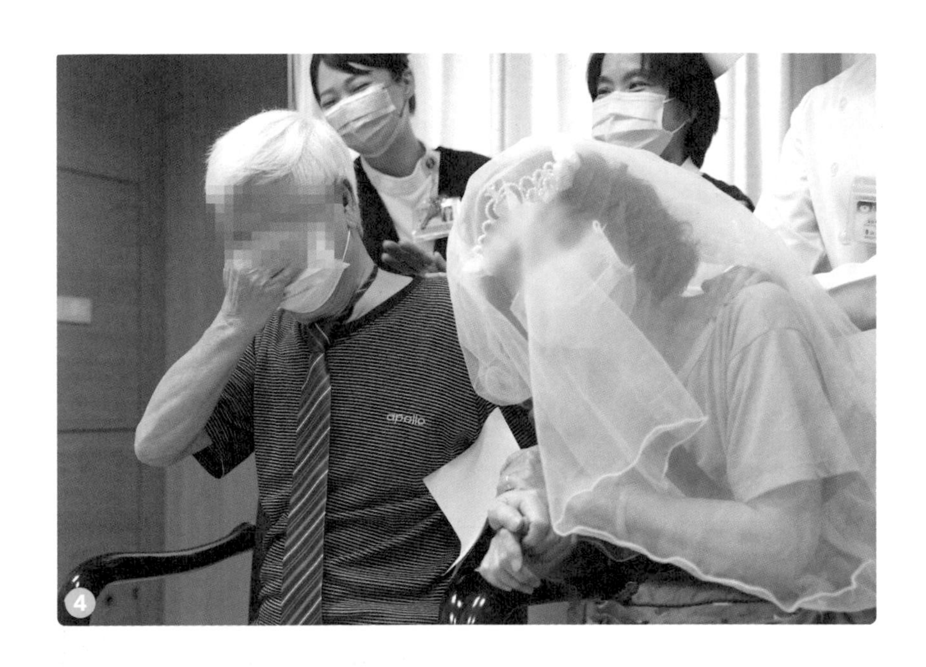

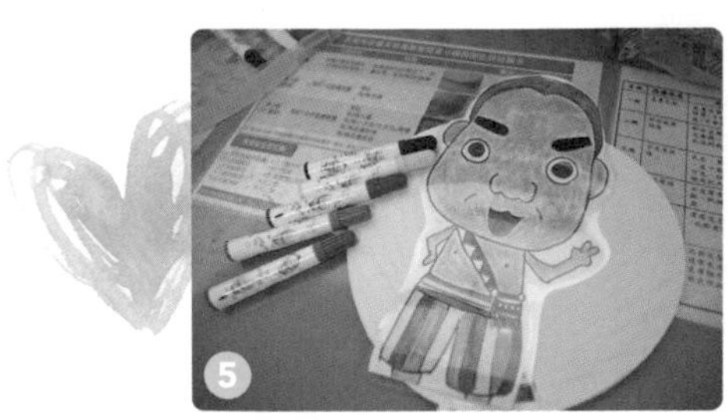

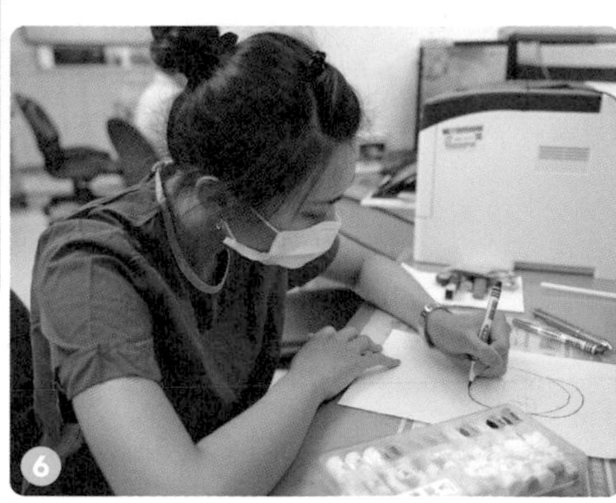

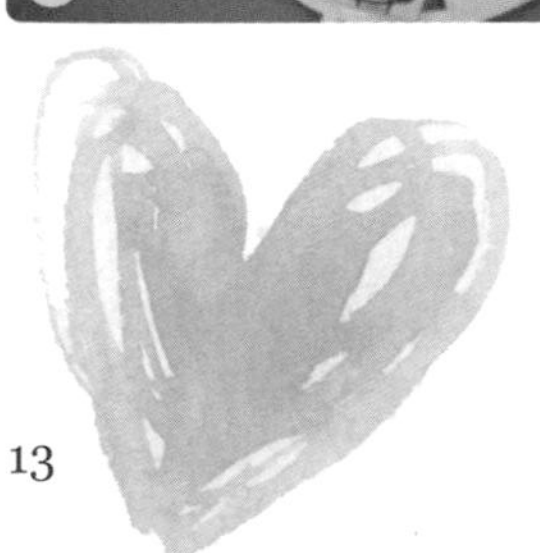

❶ 2021 年 5 月台北慈院承擔新北市衛生局委託的「加強版防疫旅館」，收治確診輕症病人，徐榮源副院長（右）擔任總指揮官。圖／台北慈院

❷ 台北慈院醫護人員二十四小時駐守在白金加強版防疫旅館內。

❸❹ 防疫旅館外，鄰居有愛，貼上大字報為醫護打氣（右圖）。醫護不經意抬頭，望見旅館病人在窗邊朝著他們致意，鼓舞了疫情期間辛勞的醫護。圖／台北慈院

❺ 2021 年 6 月 25 日，新北市侯友宜市長前往台北慈院照護的防疫旅館關懷，視訊慰問病人也感恩醫護團隊，左起鄭敬楓副院長、徐榮源副院長、侯友宜市長。范宇宏／攝

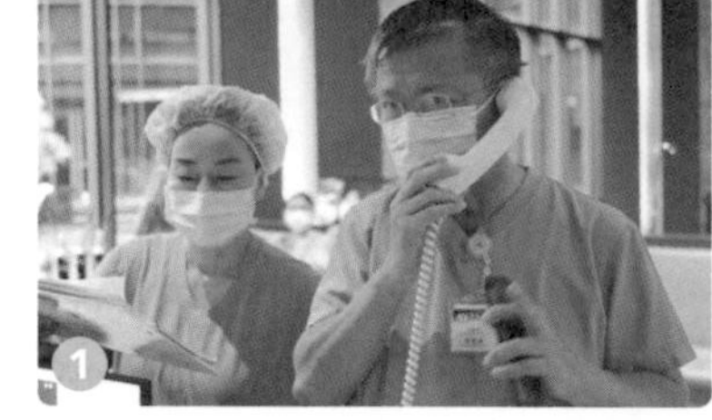

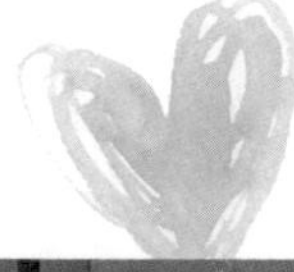

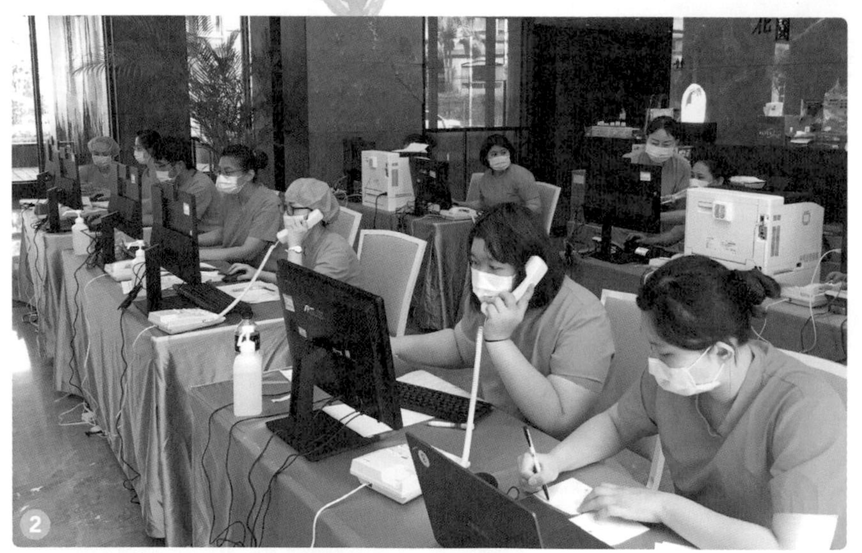

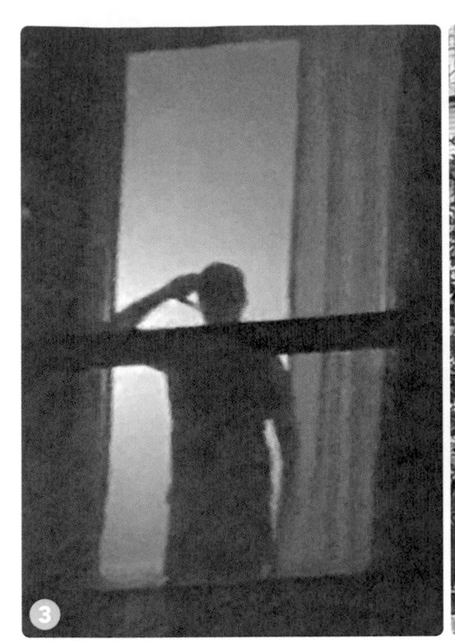

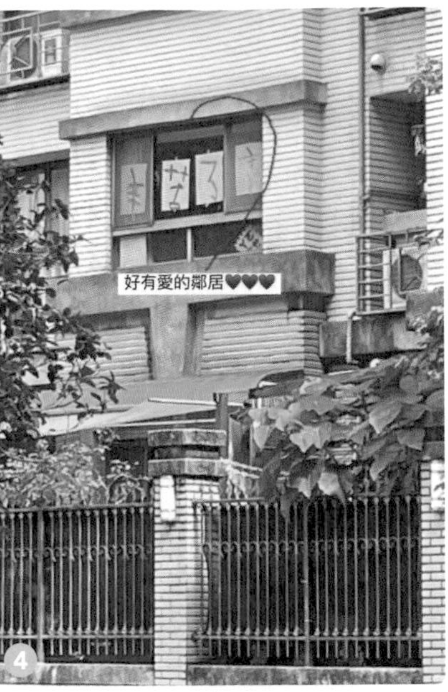
好有愛的鄰居❤❤❤

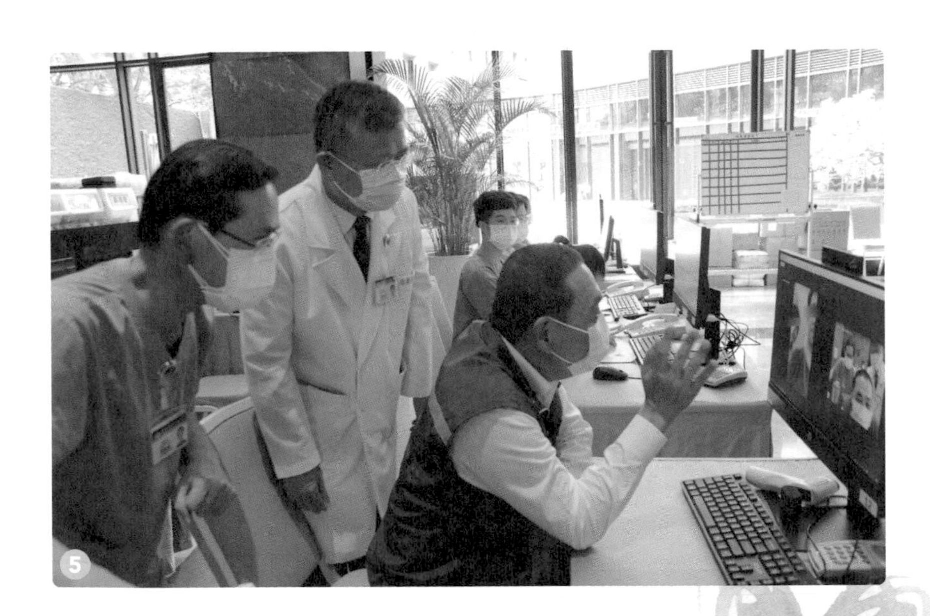

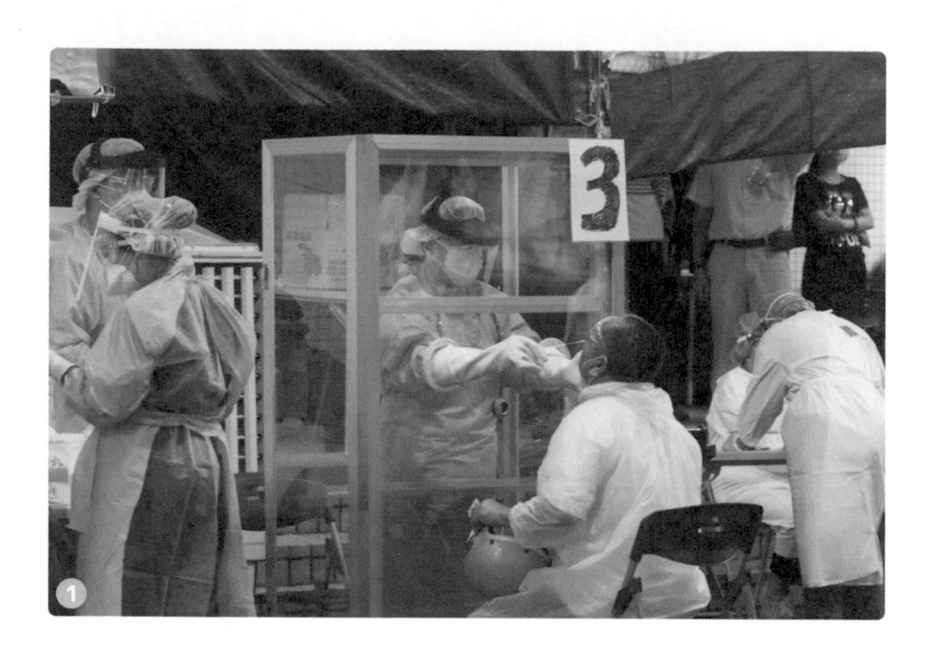
3

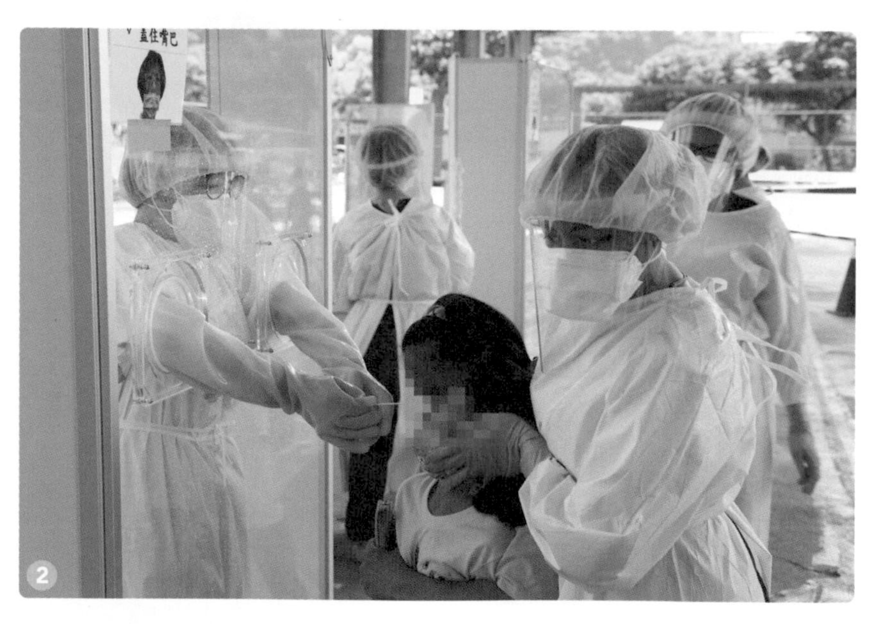

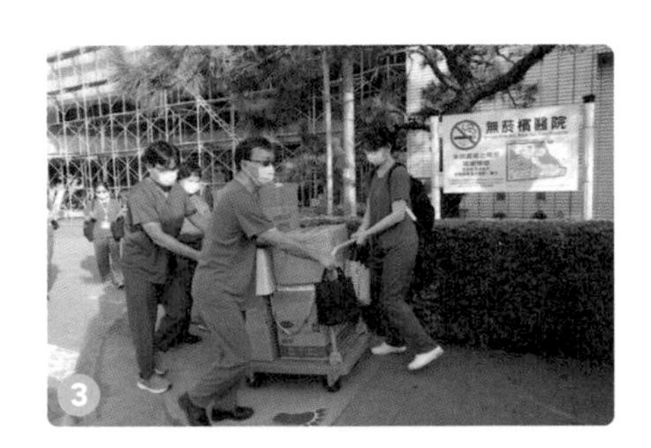

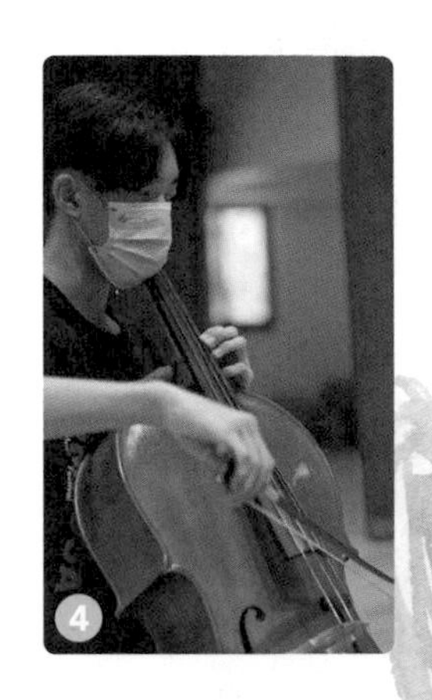

❶ 慈濟醫療志業七家醫院皆承擔了許多在地篩檢任務，圖為台中慈院醫護行政團隊於 2021 年 6 月 6 日赴竹南科學園區社區公園協助支援快篩。賴廷翰／攝

❷ 2021 年 6 月 17、18 連續兩日，花蓮慈院一共出動 36 位同仁，分別前往秀林鄉兩個村落，為 688 位鄉親完成採檢。6 月 22 日再接再厲，連續四日共篩檢了兩千多人，順利完成篩檢任務。黃思齊／攝

❸ 2021 年 7 月 3 日清晨六點四十五分，花蓮慈院「疫苗快打隊」集合，由李毅醫師帶隊前往中華國小，為近一千位長輩接種疫苗。江家瑜／攝

❹ 花蓮慈院邀請兩位音樂志工來舒緩長輩們接種疫苗的緊張情緒。上午場由高珮淇演奏小提琴；圖為下午場柯品奕演奏大提琴。林永森／攝

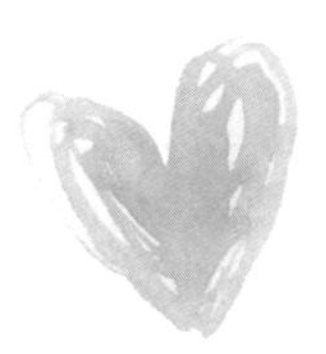

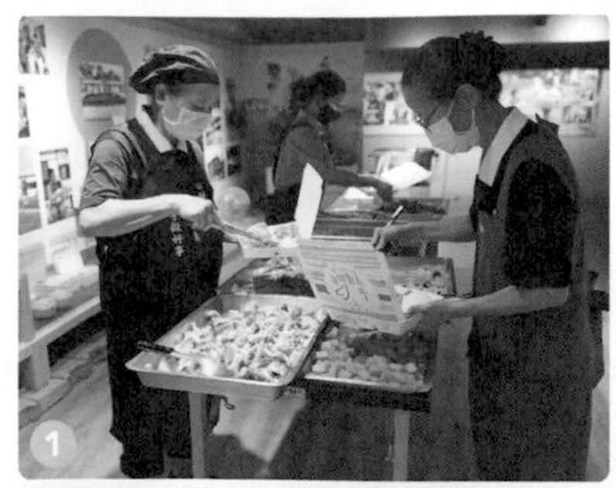

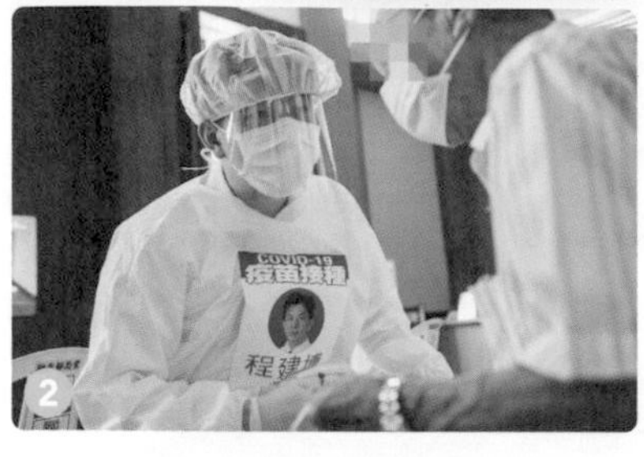

1 疫情期間，各地志工發心製作美味蔬食餐盒，送至醫院提供給一線抗疫的醫護人員。章宏達／攝

2 3 台北慈院自6月15日起，支援新店、雙和、三重、板橋、蘆洲等五處靜思堂疫苗施打，為了讓長輩不必移動，以宇美町式施打法進行，圖中李沂洺護理師（下圖）、程建博醫師（上圖）更以跪姿或蹲姿來親近長輩。 圖／台北慈院

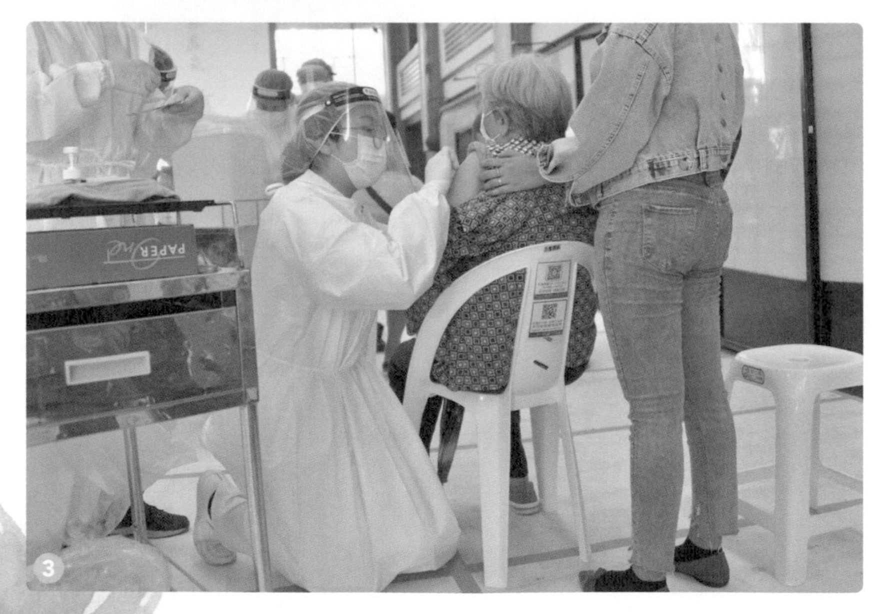

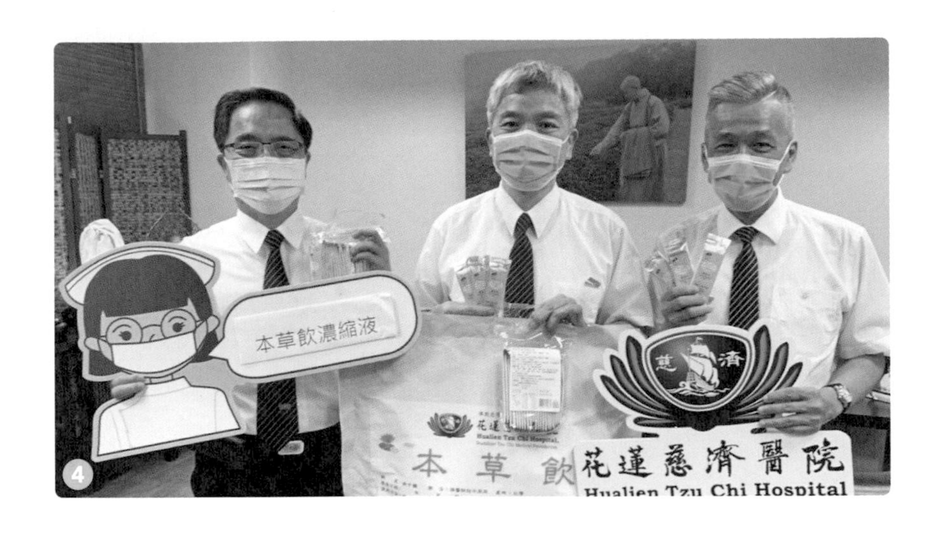

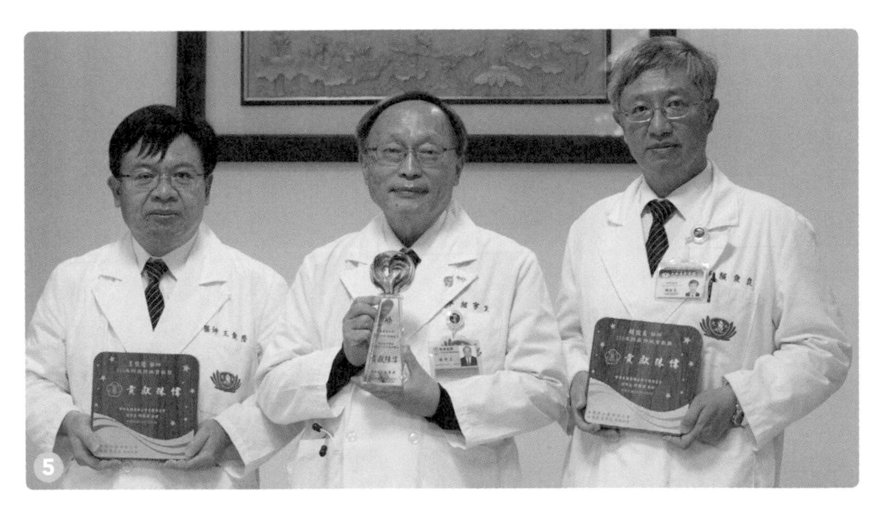

❹ 花蓮慈院研發「淨斯本草飲」抗疫中草藥飲，院長林欣榮（左一）、主祕陳星助（右一）代表致贈淨斯本草飲濃縮液給花蓮縣醫師公會，由理事長梁忠詔（中）代表收下。江家瑜／攝

❺ 大林慈院防疫資訊系統獲 SNQ（生策會）國家品質標章及戰疫特別獎肯定，也獲醫師公會全國聯合會「防疫特殊貢獻獎」，右起賴俊良副院長、賴寧生院長、王俊隆主任。圖／大林慈院

目錄

推薦序一　披甲上陣　以愛戰疫　釋證嚴　24
推薦序二　堅持帶來希望　顏博文　28
推薦序三　疫情下的如常　林俊龍　32
楔子　39

第1部　「我願意！」
第一章　疫病下，捨我其誰　42
第二章　穿上防護衣 一起來「落款」　47

第2部　跟時間賽跑——搶救與照護
第一章　曾創「全臺收治最多病人數」的台北慈院　56
第二章　惡化的病況又急又猛　65
第三章　北病南送的前三天　75
第四章　天堂的守門人　84
第五章　從日常到無常　95
第六章　別哭，我們都在！　105
第七章　安住病人的恐慌——妳已經很棒了！　109
第八章　妳的臉色怎麼比病人還差　115

第3部 疫情下的特殊醫療與照護

第一章 搶救插管重症孕婦——母子均安 120
第二章 給小寶貝的愛 131
之一 除了溜滑梯 什麼都給妳 131
之二 看到玩具就笑了！ 138
之三 把病房變成「遊樂園」 140
第三章 以愛與智慧安撫確診「失智病人」 148
之一 我的兒子在哪裡？ 148
之二 自製「充氣假人」安撫失智嬤 154
之三 阿嬤，別再打護理師了 157
第四章 安撫身心障礙者 160
之一 小海要抱抱 160
之二 疫病下，無處可去的弱勢病人 165
第五章 一碗印尼泡麵，溫暖確診移工的心 177

第4部 從醫院到社區

第一章 最強後盾——上戰場也要有戰袍 184
第二章 守在最前線的急診團隊 193

之一 搶物資改流程 守住醫院與鄉親 193
之二 急診永遠不會拒絕病人 199
之三 創意改裝採檢站 躍上國際期刊 205
第三章 愛在白金——宛如小型醫院的防疫旅館 209
第四章 康復後，面對變色人生 226
第五章 臨危受命的快篩部隊 235
之一 跑遍校園、公園與果菜市場 235
之二 前進社區與部落 242
第六章 疫苗快打隊 245

第5部 尊嚴，告別

第一章 為什麼死的不是我？ 255
第二章 難以跨越的悲傷與失落 260
之一 凌晨四點的哭聲 260
之二 好好說再見 264
第三章 來生，再見 267
之一 阿伯，送你最後一程 267

目錄

第四章 之二 我不能死，她還需要我照顧 271
讓他／她重新在我心裡活一遍 273

第6部 歷劫，重生

第一章 蘋果的滋味 278
第二章 阿公的六十大壽 283
第三章 為什麼把我關在這裡！ 287
第四章 你們是天使 291
第五章 為你連線，不再孤單！ 296
第六章 「會順夫妻」重生辦金婚 300
第七章 爺爺，我們來吃布丁吧！ 305

第7部 以愛布局 創新研發

第一章 科技防疫 數位創新 310
第二章 大地的禮物 淨斯本草飲 318

後記 324

推薦序一

披甲上陣　以愛戰疫

釋證嚴／佛教慈濟慈善事業基金會創辦人

面對這波疫情，我的感受難以言喻，無法用語言來形容那分艱巨！

天天與醫療體系防疫會議連線，看到畫面上的醫護與同仁，不管是在病房照顧病人，還是到戶外支援快篩站，脫下隔離裝備之後，人人滿身汗水，眞的很不捨。尤其看到護理人員把面罩、口罩拿起來，痕跡都很明顯；從臉頰一直到耳後，皮膚都磨破了，這眞是非人能接受。有時我會說，「啊！你不是人啦」，的確不是人間人，是超越人間的菩薩。這一分「不忍衆生苦，只願衆生得安樂」的覺有情，要如何讚歎，如何說感恩呢？

《無量義經》說：「大醫王分別病相，曉了藥性，隨病授藥。」大醫王如佛陀，悲憫衆生；護理如菩薩，憐視衆生。但這波疫情究竟是什麼相？看不到、摸不著。醫護想要展開雙手擁抱蒼生，眞的很困難。感恩我們的醫療體系，面對這場嚴峻的戰役，他們沒有逃避，沒有考量來就診的病人，身上有沒有病毒，總是不顧一切，以堅忍之心張開雙手，近身彎身去溫柔膚慰、施醫治療！這些大慈大悲、大仁大勇的醫護人員，是眞正的「大偉大」！

他們守在最前線，掌控第一關門，如戰士上戰場，身披戰甲上陣，兵來將擋，即使身心疲倦，依然甘願！每位醫護人員都有家庭，但大家都抱著守護社會健康、守護大衆的愛眞誠付出。還有慈濟各院院長們要照顧院內的同仁，壓力實在很沉重。好幾次和醫療志業的主管們視訊，眼看全院上下爲疫情忙碌，全心投入救治染疫的人，內心很不捨。

慈濟的醫護菩薩對確診病人，都是以父母疼惜赤子的愛心，去付出、去膚慰；盡心竭力愛他、照顧他。任何一位被我們照顧過的病人，共同一句話就是「感恩」。他們接觸到眞正醫病護理情，感受到大家的愛護、疼惜，那一分切身的感恩之情，還有家人那一分感動，相信都是眞誠的，這就是最有價值的人生。

尤其台北慈院收治了一些原本就有身心疾患的病人。醫護菩薩安撫人心、療治人身，醫病之間建立誠摯的情誼，這是動人的醫護之光！如同火金姑發出的光亮，在夜間晶瑩閃爍！常說：「守護生命、守護健康、守護愛。」我不是醫師，但我相信慈濟醫療體系的醫王、白衣大士，一定會以師志爲己志；盡一己本分，守護好每一位病人。

醫護感人的故事說不盡，照顧病人與家屬，誠心誠意很溫馨。但願疫情的威力慢慢降低，讓站在危險線上，用精神意志力撐著的醫護人員，可以漸漸地恢復元氣。期待在防疫前線的醫護人員，要相互顧及，才能守好城門，擋住敵人侵犯。唯有醫護平安，才能提高防護力，照顧好身有疾疫的人。

慈濟是四大合一，醫護在前線衝鋒陷陣，慈善與人文就得做後援。疾疫如敵，慈善源源不絕地援助前線物資的需要；人文志業則發揮智慧，使前線的人安心愉快，使沉重的壓力稍減。感恩各地靜思堂能夠提供場地，做爲疫苗注射使用，也感恩慈濟人盡心力的做準備。

有這麼多慈濟人用愛呵護著慈院，做醫療的後盾，向前看去，我也很放心。只要醫療前線保護好自己，慈濟人就會全心全意的支持！感恩前線醫護的付出，也感恩慈濟人護持醫療體系做後盾。

「天將降大任於斯人也」，天降大任在你我他身上，我們要利用難得的人生，提升生命的價值，爲人間的需要承擔大任。這波現前的疫情，讓我們從那些志爲醫護的人身上；從他們沒日沒夜、無懼向前守護病人的身影上，看見佛心菩薩心。值得我們深深地讚歎感恩，誠摯地向他們致上敬意！

推薦序二

堅持帶來希望

顏博文／佛教慈濟慈善事業基金會執行長

COVID-19疫情爆發以來，隨著病毒不斷變異及快速傳播的影響，全球兩百三十多個國家地區幾乎無一倖免，爲了防止新冠病毒的擴散，很多國家分別祭出封城甚至封國，對許多地區的民生、經濟，尤其是社會底層的人，產生莫大的衝擊，宛如發生了一場疫病的世界大戰。

二〇二〇年初，全球華人正在過農曆年，武漢卻傳出新冠疫情，證嚴上人回想起當年SARS疫情的嚴峻，提醒大家要戒愼虔誠。慈濟基金會也開始密切觀察疫情發展，準備隨時啓動必要的援助；大年初四（二〇二〇年一月二十八日）即成立「慈濟全球防疫總指揮中心」，從那天開始，每天早晨在精舍，都召集慈善、醫療、教育、人文四大志業主管共同出席防疫視訊會議，聯合關注疫情脈動、策劃慈濟援助方案。回顧當時，疫情茫然未明，醫療執行長林俊龍盯緊疫情發展及脈絡，率慈濟各醫院院長組成的醫療諮詢團隊，在每天早晨的防疫會議上，每每為證嚴上人及各志業在防疫工作上提供專業的醫療判斷與公衛指引，更協助慈濟基金會規劃急如星火的全球防疫援助計劃，並提供審慎的評估與建議。

隨著疫情快速於國際間擴散，病毒威脅於無形，導致全球防疫物資極缺，而因封城、國境關閉的海陸空交通運輸受阻，又造成採購物資的成本驟增等種種困境。慈濟基金會同仁群策群力，借力使力，採取跨國家地區、跨宗教、跨領域、跨機構方式，與八千七百九十六個政府與民間機構合作，以「防疫物資援助」與「經濟紓困發放」雙重援助方式同步推進，截至今日猶仍未歇。迄今慈濟捐贈到全球九十六個國家地區的防疫物資已逾五千零七十萬件；紓困行動遍及四十四個國家地區，逾兩千一百六十四萬人次、五百三十二萬個家庭受惠。

二〇二一年五月上旬，臺灣的社區感染以極快的速度攀升，我們看到慈濟醫療志業全體迅速整備動員。慈濟基金會亦立即由海內外採購調度防疫物資回臺灣，不到兩個月即捐贈兩百六十二萬件包括製氧機、呼吸器、快篩試劑、防護衣、隔離衣、N95口罩、防護面罩、手套等各式防疫物資、專業醫材，送給臺灣各個防疫前線、警消人員、慈濟醫療志業與臺灣各地各級醫療院所。從疫情首當其衝的台北慈院，到堅守防疫前線的各地慈濟醫院，慈濟基金會鼎力支持種種與醫療息息相關的防護用品與各式器材，讓醫護能安全且安心的搶救每一位到院的確診患者，守護病人度過新冠病毒的考驗。

當時慈濟基金會亦在全臺各地援建二十五座篩檢站，有十一所就設在各地慈濟醫院院區，讓各慈院醫護與醫檢同仁能協助民眾快速篩檢；亟待全民施打新冠疫苗時，慈濟基金會更在慈濟志工的全力動員下，開放三十五處靜思堂，供慈院、各地醫療院所與衛生局作爲疫苗施打場地；同時，分秒必爭，突破極艱鉅的困難，主動緊急採購五百萬劑BNT疫苗，感恩能與台積電、永齡基金會並肩同行，疫苗全數捐給衛生主管機關，提供給全民尤其是青少年族群接種。我們看到慈濟醫院各院院長親自率領醫護與行政同仁，在志工的協助下，共同投入這場遍及全臺的疫苗接種任務。非常感恩慈濟醫療志業從上到下，用心承擔、全力投入臺灣醫療防疫任務，爲民衆織起嚴密的醫療防護網，共度疫情難關。

兩年來，我們見證到全球醫療及公衛各界、第一線防疫機構、宗教組織、NGO慈善團體等，爲防疫抗疫而勇敢投入和無私付出，譜下了許多感人的生命故事。感佩慈濟醫療志業用心採訪收錄四十餘位護理師、醫師、社工師、醫技、工務、行政同仁等第一線與幕後抗疫人員的醫病故事，也記載慈濟醫療團隊將證嚴上人提出的傳統草本藥飲，研發爲「淨斯本草飲」，並經臨床試驗初步驗證確有降低新冠病毒量、降低發炎指數等成效。二〇二一年在新冠肺炎藥物與疫苗全球極度缺貨時期，慈濟基金會亦將「淨斯本草飲」送至臺灣各地，甚至送到海外，如印尼、馬來西亞、印度等四十二個疫情嚴重的國家地區，保護海外慈濟人，也守護當地弱勢族群。

在慈濟將防疫物資馳援全球的過程中，我時常想起證嚴上人的話——「不是看到希望才堅持，而是堅持才看得到希望。」謹向所有在疫情中搶救生命、支援防疫的醫療團隊致敬，並虔誠祈禱新冠疫情早日消弭。

推薦序三

疫情下的如常

林俊龍／佛教慈濟醫療法人執行長

二〇二一年五月，COVID-19在臺灣風平浪靜的日常中，掀起了驚濤駭浪，同一艘船上的我們，皆是生命共同體，慈濟醫療志業在疫情蔓延的關鍵時刻，共體時艱，竭盡所能投入收治病人、承接加強版專責防疫旅館、社區大規模篩檢、為民眾施打疫苗等任務。所幸，這波疫情在政府、全臺醫療院所及全民努力下，逐步獲得控制。

在疫情最嚴峻的那二個月，全臺約一萬三千九百餘人確診，慈濟醫療體系一共收治了一千兩百二十一位病人。回首慈濟之所以發展醫療，最初是來自證嚴法師的一念悲心，不忍花東貧病鄉親無力就醫，或得盤山越嶺到北部、西部醫治重大疾病，而在一九八六年八月創辦了花蓮慈濟醫院。如今，慈濟在臺灣已有花蓮、玉里、關山、大林、台北、台中、斗六等七家醫院及嘉義慈濟診所。

疫情下的愛與關懷

疫病延燒時，最迫切需要的，也是一念悲心。猶記得去年五月二十三日到七月五日，連續四十四天，每天早上七點四十分，慈濟召開由證嚴法師主持的防疫會議，就連周六日、國定假日也都照常舉行，不只醫療志業參與其中，慈濟四大志業（慈善、教育、人文）皆來參與，大家都想為急迫的疫情貢獻心力。

防疫會議上，慈濟各家醫院除了回報疫情現況，也分享照顧病人的點點滴滴。台北慈院曾遇上全臺第一例瀕臨分娩的確診孕婦，醫療團隊不但願意收治她，還在重症危急時，緊急以視訊會議說明病情並取得在其他地方隔離或住院的家人同意，依病程進展，為她插管治療後進行剖腹產，且母子均安。能完成如此艱鉅任務讓團隊信心大增，而後陸續收治了五位確診孕婦且全數平安出院。當時疫情重災區在雙北，台北慈院除了不斷加開病房，更承接了新北市政府委託的「加強版防疫旅館」，從旅館人員與派駐警察的感控訓練、規劃人員進出動線，到火災逃生路線的籌劃演練等面面俱到，醫護更是二十四小時駐站、日日問診，照顧的確診病人人數還曾一度高居全臺之冠。遠在中南部的大林慈濟醫院及台中慈濟醫院，亦是當區照顧較多確診病人的醫院；而身為東部唯一醫學中心的花蓮慈濟醫院，亦承擔起重症病人的救治責任。玉里、關山、斗六雖然是地區醫院，規模較小，但也竭盡人力投入篩檢與疫苗施打，用愛守護鄉親健康。

慈濟各院的藥劑師，在疫情爆發初期，不分假日、夜晚，總是為了確診病人，緊急聯絡當地衛生主管機關，親自前往取藥（新冠肺炎管制用藥）。像是大林慈院藥學部，為了讓病人第一時間就能獲得藥品醫治，藥劑師每天從嘉義縣大林鎮開車前往臺南，只為取得新冠肺炎的管制用藥，一趟車程來回就要耗費兩個多小時。所幸疾管署因應藥量儲量增加，即時調整政策，一周後改為讓專責醫院留有定量備藥，才結束日日奔波的日子。

疫情期間，各地慈濟醫院的醫師、護理師、呼吸治療師、醫檢、醫技、社工、營養師，乃至行政、總務、工務等，幾乎全體動員，並以極大的愛與耐心，來照顧確診孕婦、失智長輩、精神障礙者、洗腎病友、孩童等各式各樣的確診病人。他們聽病人訴苦、為病人沐浴、慶生；為孩童準備繪本、玩具、快樂兒童餐；為確診且患有糖尿病的長輩準備麵線、低糖蛋糕歡慶生日；為度過重症難關、即將出院的夫妻舉辦金婚。他們還採買印尼泡麵、印尼辣醬等各式點心，以「家鄉味」來安慰驚慌失措、語言不通且暗自流淚的外籍移工。很感恩慈濟醫療體系的同仁們把照顧疫病的責任勇敢扛起，看著他們像戰士般的，身披戰甲志向前，穿著隔離衣還不忘擁抱哭泣的確診病人，我內心有無限的感恩與感動。

而每當傳出群聚確診時，各地慈濟醫院也依照衛生局請求支援的需求，緊急前進社區協助篩檢；慈濟七家醫院及嘉義診所傾力協助「新冠肺炎疫苗施打」。慈濟基金會更將全臺各地的「靜思堂」主動提供給當地的衛生單位，開放作為民眾疫苗接種的場所，除了慈院醫護、醫檢、行政同仁自告奮勇參與外，慈濟社區志工、慈濟人醫會的醫護志工亦積極投入支援。

疫情蔓延兩年多了，疫苗施打仍在持續進行中。感念的是，慈濟醫療體系時時刻刻以人為本，融入人文關懷，像是坐著輪椅前來的病人，我們的醫護以跪姿來為長輩施打；也常採取宇美町式接種法，讓長者、民衆不必移動，由醫護來移動；陳時中部長更曾兩度前往新店慈濟靜思堂，爲醫護與志工打氣、答謝。

二〇二一年六月下旬起，台北、花蓮、大林、台中等四家慈院也陸陸續續舉辦線上視訊的新冠肺炎直播研討會或溫馨座談，將防疫經驗大方分享、開放討論、檢視與反思。醫療志業努力要做的，就是把快樂留給病人和家屬，責任與困難則由我們全體同仁來承擔，大家無畏艱難，並肩前行。

蔬食與防疫息息相關

防疫之外，我們還努力推廣素食，不只在各家醫院、在新店的防疫專責旅館內，也在各個疫苗施打現場。

蔬食不僅有益身體健康，與防疫更是息息相關，我們與地球上的許多動物、生物都是共生的，也就是證嚴上人常說的「生命共同體」。動物、細菌或病毒都有他們自己的領域，過去，我們井水不犯河水，各自相安無事；然而，一旦侵犯了山野間動物的領域，包括捕抓動物、吃牠、養牠，原本在動物上的病毒便伺機而動，也就造成今天我們所看到的大災難，二〇〇三年的SARS也是如此。

已有許多醫學研究發現，素食能降低身體發炎指數、增加抵抗力，如此便不易遭受病毒或細菌的感染。而國際醫學期刊上已有研究論文發表，證實素食能降低罹患COVID-19之後轉爲重症的比率；而素食者即使得到重症，插管後的死亡率也相對降低很多。

我們慈濟醫療志業以素食世代資料庫所做的研究也發現，素食者不但罹患慢性病的比率降低，素食者的健保花費亦遠低於葷食者。未來五年，我們將在基因研究與腸道菌研究方面下功夫，繼續深究素食的好處，祈盼人人都能避免病從口入，一起守護生靈，與地球萬物共生息。

雖然疫情打亂了全世界的日常，但慈濟醫療志業尊重生命的態度從未改變。感恩慈濟各院同仁不畏疫情威逼，站上搶救生命的第一線，親身實踐了「以人爲本」的全人醫療照護。感恩《疫起面對，我願意！：新冠蔓延下的人物放大鏡　慈濟醫療以愛戰疫》這本新書如實記錄了慈濟醫療與人文兼具的防疫歷程，每個章節都令人動容，感恩我們能在如此嚴峻的疫情之下，步步踏實，做好感控，顧好自身與醫院的安全，如此方能堅守崗位，平安執行每一項醫療任務。展望未來，我們將持續地、如常地以「人本醫療、尊重生命」的理念，執行「守護生命、守護健康、守護愛」的醫療使命。感恩！

楔子

臺灣，曾經長達一年餘，被列爲新冠肺炎（COVID-19）全球抗疫優等生，當世界按下暫停鍵，我們依然正常上班上學、島內旅行、外出用餐。但，二〇二一年五月，疫情在風平浪靜的日常中，掀起了驚濤駭浪。不斷攀升的確診人數，讓臺灣也被迫按下暫停鍵。但醫療體系卻一刻也不能停，除了卯足全力衝刺，搶救確診病人外，也需火速承擔起社區快篩、疫苗施打等重任。

疫情不僅讓向來虎虎生威的現代醫學面對史上最嚴峻的挑戰，醫療現場更有許多醫療之外的難題。一群自願投入抗疫的醫護、醫技乃至社工等，如何在病人擠爆篩檢站、急診室時緊急動員？如何在其他醫院無法接手的情況下，挺身而出爲確診孕婦插管、進行剖腹產且保母子均安；如何在病房傳來撕心裂肺的痛哭聲時，陪伴病人面對在不同院區收治的至親驟逝的哀慟？

他們如何以創意安撫確診的失智長輩？又如何把病房變成遊樂場，讓確診孩童捨不得出院？這些醫護人員不但自掏腰包，為病房內驚恐哭泣、語言不通的外籍移工們準備「家鄉味」；給確診病童驚喜的快樂兒童餐、生日蛋糕。還為失智長輩特製安撫「假人」；讓無依無靠的獨居長者尊嚴善終……。這群醫護的無數擁抱，更給了確診者面對未來的勇氣。

這場為期三個月的疫情風暴，有驚恐，有眼淚，也有無私的愛與關懷。感恩慈濟醫療體系接受採訪的四十八位護理師、醫師、社工師、醫技、工務、行政等第一線與幕後抗疫人員，本書誠懇記錄了慈濟醫療體系四十餘則有淚有笑、有犧牲有成全的醫病故事，也是臺灣人面對這場疫病從恐慌到勇敢的縮影。透過這群醫護之眼，看見確診者在疫病下所面臨的身心、社會困境及其如何突圍，更讓我們省思：疫病之下，唯有愛，沒有距離。

第1部

「我願意！」

第一章

疫病下，捨我其誰

二〇二一年五月九日，大家還在大街小巷的餐廳裡歡度母親節，臺灣平靜的生活似乎沒受到半點打攪，但才一瞬間，疫情就像巨浪般翻湧而至。五月十二日，臺灣已有本土十六例確診；十三日，和平醫院驚爆院內感染；十四日，台北慈濟醫院（以下簡稱「台北慈院」）已經收治十二位確診病人。十五日，確診病例狂飆至一百八十五例，雙北地區三級警戒，高中以下全面停課。

「接著就一個一個從疫區送至急診，再到加護病房。醫護人員像陷入COVID-19重災區，像戰場嗎？或者更像人間煉獄。」台北慈院內科加護病房蘇文麟主任說，一個個送進內科加護病房的病人都急須插管，台北慈院的九床負壓隔離病房，瞬間滿床。

疫情來得措手不及，但台北慈院從急診部到胸腔暨重症科及內科部的醫師、護理師、呼吸治療師，全員動員，立即上場照顧，沒有猶豫，更沒有人退出戰場。院方也要求所有一線醫護同仁施打疫苗，做好防護。

眼看著與衛生單位聯繫的 Line 群組中，求救訊息不斷，一位又一位等待急救的病人無處安置，台北慈院趙有誠院長心急如焚。院內急診處及加護病房都已爆滿，無法再收病人，「該怎麼辦？」趙院長讓院內工務組緊急改裝幾處病房區，加開加護病房、一般專責病房，「**努力多接一個病人，就有機會從死神手中多搶回一條人命。**」

疫情飆升，台北慈院的急診外，同樣日日夜夜排著長長人龍等著篩檢，因此除了趕工改建專責病房，同時在院外，工務團隊與北區慈濟志工「兩天兩夜」火速建立了「戶外篩檢站」，以便分流人龍，也在此篩檢出許多確診陽性的病人。

為什麼沒有選我？

開設專責病房，也需要有足夠的護理師才能照顧病人。原本負責腦中風復健的 10B 病房護理長陳美慧，五月十七日開始，已不斷向同仁預告，「疫情越來越嚴重，大家要做好心理準備，我們很可能要站上第一線。」

四天後，五月二十日晚上六點半，趙院長召開緊急防疫會議，會中決議 10B 病房將改建爲專責病房。那晚，陳美慧在群組中詢問同仁：「是否願意參與專責病房的任務？」她也請大家不要有絲毫的勉強，因爲每個人處境不同。然而，不到一個半小時內，全員二十多位護理師全都自願接受未知的挑戰！次日，陳美慧挑選了二十位進駐專責病房，沒被選中的護理師當場落淚，淚眼汪汪問著：

「阿長，爲什麼沒有選我？我也願意啊……」

「因爲你去年才剛來，我們這波先讓比較資深的護理師優先。妳別哭，以後還有機會啊……」

陳美慧直呼：「眞的很感動！」因爲在其他醫院，自願者少，幾乎都須透過抽籤或輪值。可是在這裡，沒有人退卻，他們之中有許多是年輕媽媽，孩子最小不過幾個月，最大也才十餘歲，大家避之唯恐不及的新冠病毒，他們卻在關鍵時刻勇於承擔。

遠在嘉義的大林慈濟醫院（以下簡稱「大林慈院」），也是如此。當專責病房人力需求一發出，沒想到，自願者眾，最後只好抽籤決定，只有被抽中的護理師，才有機會服務確診病人。

台中及花蓮慈濟醫院（以下簡稱「花蓮慈院」）的內科加護病房醫護同樣毫無退卻。台中慈濟醫院（以下簡稱「台中慈院」）加護病房主任沈煥庭醫師說：「在重症單位工作的同仁，平常就是責任心比較重的一群人，所以不會有臨陣脫逃的，我們原本就是照顧重症最專業的一群，能在第一線守護好這些確診病人，不讓疫病擴散，就能守護好我們的家人，大家也二話不說，勇於承擔。」同樣自願投入的台北慈院胸腔內科醫師楊美貞，說得更直接：「你選擇當胸腔科醫師時就知道，疫情來時，一定是在最前線！」

然而，不只胸腔內科醫師們有此豪情壯志，大林慈院心臟外科醫師張兼華，收到院內通知：「因『北病南送』將待命承接病人，並將抽籤決定照護醫師順位」時，他頓時氣惱，「抽什麼籤啊，我自願去！」（註1）當醫師的使命，不就是要照顧病人嗎？他心裡吶喊著。急診部的李宜恭主任向子弟兵喊話「病人在哪，我們就在哪。」他們全都自告奮勇站上第一線。

日後，更發現一句「我願意」，不僅是不畏戰的豪情，更是對病人的承諾。因爲「自願」，他們在對待病人的照護上，更加投入、用心且無懼艱苦，也因爲這份毫無保留的情義，得以眞心撫慰並搶救出許多在鬼門關前徘徊的重症確診者。

註1 參考自大林慈濟醫院日誌。

第二章 穿上防護衣 一起來「落款」

台北慈院專責病房的換裝區裡，護理長陳美慧仔細盯著兩位護理師一一穿上防護衣、帽、鞋、口罩、面罩，她們也彼此互相檢視、再次確認穿著無一疏漏。陳美慧喊著，「都穿好了嗎？那我要來『落款』了喔。」

大家都很期待，美慧阿長會寫什麼呢？

拿起麥克筆，陳美慧在護理師的白色防護衣上，寫下：「**怡秀，用愛防疫，我們在一起，10B挺你。**」她為即將進入確診病室的護理師身上，一一寫下打氣與加油的文字，也讓原本緊張肅穆的氣氛，注入了一股清新活力。「用愛防疫」的期許與「我們在一起」的團隊力量，彷彿隨著這身戰袍，一起踏入病房。

有一回，一位年輕醫師要進專責病房前，坦言自己有些緊張，資深護理師不僅協助他穿妥隔離衣帽，也在他的隔離衣寫上祝福、給他力量。他看完病人出來後，看到小夜班護理師正在大夜班同仁的防護衣上「落款」，忍不住說了：「你們病房真的是很歡樂耶。」滿眼歆羨。

「對啊，大家要互相幫忙！」護理師說著，特別是在疫病籠罩的非常時期。

一般病房也得執行緊急插管

「我們這邊有位病人需要緊急插管……」

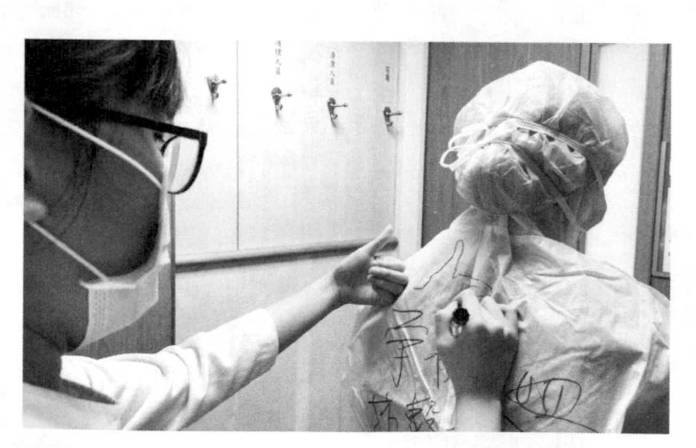

護理長陳美慧開啟了防護衣上的「落款」祝福儀式後，同仁們都會為彼此寫下祝福。圖／台北慈院

陳美慧護理長焦急地請醫師協助。當時全院只有兩支「影像喉頭鏡」（用於確診病人插管，避免噴濺傳染）放在麻醉科。麻醉科回覆，一支正在使用中，另一支被加護病房借走了。阿長趕緊向加護病房追問，「十二樓的專責病房借走了。」電話打到十二樓時，聽到的回應是：

「現在剛用完，正在消毒，要等十分鐘以後。」

「天啊！病人急著插管，怎麼等十分鐘！」急得跳腳的陳美慧，心急如焚但還是得等。

每次插管都是最危險的時刻，病人處在危急狀態，醫護也擔心插管時病人噴濺的分泌物具高度傳染力，因此才要盡可能使用防止噴濺的「喉頭鏡」來為確診病人插管。

通常重症病人必須轉到加護病房來插管，但是連續加開的加護病房早已滿床了，只能就地為病人插管。那晚，值班的曾培維醫師急匆匆趕下來時，略顯疲憊，他已經三十六個小時沒有休息了，一直在和時間賽跑，加快腳步搶救病人。他才陸續幫三位病人插完管，手上的病人名單上卻還有八位在等著他插管急救。

他快速詢問病情，依緊迫性決定先跑哪一床。眼前這位病人確實緊急，陳美慧告訴他，等十二樓的插管神器消毒好，立刻拿下來讓他使用。所幸，病人即時插管後病況也暫時穩住了。同樣二十四小時沒闔眼的陳美慧說，「看到醫師那麼辛苦後，也就不覺得我們累了。」

在疫情高峰期的那兩周，台北慈院的專責病房裡，天天都是緊急狀態，像是血氧突然往下掉需要緊急插管的病人、症狀加劇即將臨盆的產婦、不安焦慮的失智長者，甚至拆了病室門鎖、想往外逃的藥毒癮確診者，樣樣考驗著醫護。也因爲加護病房滿床，在陳美慧負責的一般專責病房裡，最緊急時，曾同時照顧五位插管病人，這群原本照護慢性腦中風復健病人的護理師也得快速成長，學會如何照顧重症病人，甚至重症的孕婦。

當時，白班的護理師按表該在下午四點下班，但從來沒有人在四點下班過。大家憂心好幾位病人的狀況不穩定，白班的護理師自動留下來幫忙小夜班；小夜班的同仁又留下來幫忙大夜班，超時循環，每天工作都超過十二小時。

「萬一其中有病人要插管，就會忙不過來，我們白班護理師最晚下班的一次，是凌晨一點。那天有位孕婦已經重症了才被送過來，加護病房沒有床位了，同時還有好幾位插管病人在等床，但孕婦的狀況非常差，她還跟團隊表明『如果只能救一個，請救我的孩子。』」劉怡秀護理師說，大家聽了很心酸，加護病房的林雙金醫師特地過來看，叨叨唸著：「媽媽絕對不能死，一定要救起來，媽媽跟小孩都要救起來，一個都不能少！努力喬出一床，優先給這位媽媽。」

還好孕婦的病情沒有持續惡化，可以撐到隔天，不需即時插管，因此留在原病房治療。當晚小夜班的護理師劉曉蓉，是病房裡唯一待過兒科，知道如何幫孕婦裝設監測胎心音裝置且熟悉數據判讀，她也留下來陪著大夜班的護理師，一直待到天亮才離開。

陳美慧護理長看在眼裡，感動又心疼。這段時間，她常催請該下班而不下班的大家：「這麼晚了，你們趕快回去休息啊。」但護理師們不願意，還俏皮回嘴：「阿長，妳叫我們回家，妳自己都不回家，妳這樣說得過去嗎？」

「我不一樣啊！我就在這裡，這就是我的家呀。」陳美慧答。

「那我們也是啊，大家都在醫院宿舍，就互相幫忙嘛！」

其實，打自承擔專責病房起，陳美慧就拉了一張陪病床，直接睡在病房辦公室裡，聽到任何動靜立刻起身協助，整整待了三周沒回家。第一周，她七天加起來睡不到十五個小時，講話講到嗓子都啞了。護理師劉怡秀說，「阿長睡得很少，晚上十一、二點，我離開時，她在。凌晨三點，她又參與插管；一早我去上班時，她仍在現場。」護理師們心疼她，經常互相提醒：「小聲點，阿長才剛剛進去休息。」

陳美慧投入護理工作超過三十二年，她曾經歷過SARS，知道疫病的無情，「我們同仁中有七位媽媽，有的孩子才六個月大，有的不過四、五歲。為了投入專責病房，她們全都住進醫院的防疫宿舍，不敢回家，我更要護著她們周全，讓她們完成任務後『平平安安回家』，也是對她們家人有所交代，這真的就是我最大的壓力——一定要確保她們安全下莊！」她說。

兩種天職的煎熬

疫情高峰期的那一個半月來，台北慈院專責病房這群護理師幾乎每天都上班「十二到十六小時」，她們自願留下來，也不願報加班費；即使輪到休假，還跑進來幫忙，把自己當成志工般投入。而這當中的七位媽媽，進駐專責病房的前幾天，甚至不敢打電話回家，深怕一聽到年幼孩子喊聲「馬麻」，眼淚就會奪眶。她們等環境與身心都穩定了，約了一起在會議室、各自執一角落與家人視訊，因爲「一起」，就更加勇敢。

「馬麻，妳什麼時候才要回家……」

「馬麻還在打病毒啊，要把病毒通通打完，讓大家更安全，才能回家……」

這天，儘管「一起」，還是有好幾位「馬麻」悄悄拭淚了。

每個家庭的支持系統不同，台中慈院的廖唯欣副護理長，是七歲女兒與四歲兒子的媽媽，她得照顧孩子，沒辦法住進防疫宿舍。每天下班後，她先在醫院仔仔細細洗完澡，換上一套乾淨的衣服。一上座車，再將車內所有物品噴灑酒精、完整消毒一次，再去接孩子回家。她告訴孩子，這段期間，怕身上有病菌，「不能抱抱，也不能牽手」，要等到回家後，洗完第二次澡，才能抱孩子。

「每次我洗好澡回到家，就有個男人（先生）拿著桶子緊跟在我身後，我把身上已經換過的乾淨衣服、襪子再脫掉，他一一收在桶子裡，拿到陽臺。我再去洗一次澡，再換一套乾淨衣服出來。先生每一到兩天，便用稀釋過的漂白水拖地。」廖唯欣說。

這段期間，只要手機上的 Line 群組一響，不論多晚，她隨時回應。一直到這波疫情結束之後，丈夫才在小酌微醺時告訴她，同事曾經對他說：「如果你老婆怎麼樣（確診），那我們公司也不用運作了……。」

「先生給我很大的支持，但我很心疼他，原來他承受這麼大的委屈與壓力，為了讓我安心工作，都不曾告訴我。」廖唯欣說，甚至在政府宣布三級警戒，孩子停課後，先生也毫無怨言地在家帶孩子，把所有年休假、防疫照顧假全用光了。

同樣一天洗兩次澡的，還有花蓮慈院專責病房的護理長李淑禎。她每天早上送兩個孩子上學時，八歲女兒下車前，都會提醒她：「馬麻，妳要小心喔。」這話曾讓她瞬間紅了眼眶。那陣子，學校裡不斷強調新冠肺炎的危險，要大家勤洗手、戴口罩；電視則重複放送著確診攀升數、死亡人數等，讓年幼孩子的心也蒙上一層難以言明的陰影，每每李淑禎過了晚上八、九點還沒回到家，孩子就會拿起爸爸的手機留言給她。

對這群媽媽來說，「母親」與「護理」都是她們珍愛的「天職」，這之間或有煎熬，卻沒有溺水了要先救誰的問題，她們選擇投入大愛，並深信大愛守住了，小愛必能周全。不僅慈濟醫療體系如此，在臺灣各個角落的許多醫院裡，一群如守護神般的醫護，像千手千眼觀音所伸出的手與眼，緊緊守護著每位確診者，也守住臺灣這片土地。

第2部

跟時間賽跑——搶救與照護

第一章

曾創「全臺收治最多病人數」的台北慈院

二〇二一年的疫情高峰期，每天五、六百人的確診人數，不過半個多月就高達六千人確診，讓人驚心動魄。不論白天黑夜，救護車一輛又一輛呼嘯而來，台北慈院收治了許多確診病人。「每個病人背後，代表的都是一個家庭，爲了不讓家人心碎，我們拚命搶救，直到六月五日，台北慈院已經照顧了五百一十位病人。」趙有誠院長說。

政府要求每家醫院必須挪出百分之十的病床來收治新冠肺炎確診病人。有些醫院，量能達到便關起收治之門；有些醫院降載不易、床位已滿，無法再收治病人；還有些醫院因爲爆發院內感染，一時間難以投入。在救護車滿街跑的那兩周，救護員經常得到各大醫院逼不得已的回應：「拜託別再問了，眞的已經沒有床了。」

台北慈院雖早已備妥專責病房，但隨著病人蜂擁而至，同樣瞬間滿床！急診早已爆量，不論是確診、或是疑似確診的病患都擠至急診部，所有醫護全員上陣奔忙著，是眞眞切切沒得喘息。急診部楊久滕主任形容當時如災難現場般，那眞是「叫天天不應，叫地地不靈」。

但趙有誠院長手機中的通訊群組，無暇顧及醫療現場的緊繃，不停傳來一條條急切的求救訊息：

「板橋區某段，五月二十一日確診，自述五月十六日開始發燒、拉肚子，五月二十日手指發青，現在咳嗽會出血、胸痛，急需協助，我剛打給他，已經無法正常講話，講兩、三個字就會劇烈咳嗽，後來就沒接電話，急需後送。請問院長，這一案可以收嗎？」

怎麼辦？怎麼辦？沒有床位了！可是不救，這條命及這個家庭可能就毀了，該怎麼辦？趙院長急中生智，「那麼就讓全院病房都來做急診的後盾吧！」他答覆對方：「我們來收！」

趙院長緊急啓動院方工務組和所有相關團隊，「加開病房！要快！」他希望把更多病房都當作急診室，急診擁塞時，就讓陽性確診病人直接進病房急救，跟時間賽跑、也跟死神搶病人。於是「專責加護病房」從原來的九床，在短短一周內，再增加十床，最終陸續擴增到三十三床。「一般專責病房」也緊急加開五大病房，最後一間啓用的病房，共有二十三間病室，不到三日，全數爆滿，共提供一百三十八個床位來收治病人。

防疫會議上，趙院長鏗鏘有力地告訴大家，「國家有難，匹夫有責！醫院的社會責任，就是在危急時挺身而出，這是我們的使命，一定要盡力而爲！」

然而，在快速降載一般醫療量能，加開「微負壓病房」時，也遭遇不少困難。大幅降載醫療量能也意味著醫療收入將大幅減少；更難的是，疫情四起時，沒有工人敢進醫院施工，部分材料更是短缺。

所幸，雖無木工團隊，但專精鋁窗業的慈濟師兄林青華，帶著他的工班、女兒來協助施作。他們將病房一一改建成收治傳染性病人所需求的「獨立病室硬式門」、也依照感染控制小組設計的安全動線來改造護理站、設置屏障、安全通道等，林師兄還因為搶時趕工受傷了，但他裹著紗布繼續施工。院內負責工務的楊明崇主任則帶著團隊連夜趕工，為每間病室加裝微負壓抽風設備。

短短數日，台北慈院完成了第二專責加護病房，胸腔暨重症科及內科部的醫師、呼吸治療師，護理部的重症護理師全員動員，站上第一線，搶救更多重症病人。

六月十八日，自由時報刊出斗大標題「台北慈濟醫院 全國收治確診病患最多」；臉書上，甚至有其他醫院的醫師放上「向台北慈濟醫院 致敬」的文章。台北慈院並非最大的醫院，卻願意收治最多確診病人，瞬間爆紅了！

然而慈院收治確診病人的初心，從來也不是為了比拚最高數字，而是無法目睹病人無處接受治療，才不斷加開病房。趙院長回應，在慈濟，為了病人的需要緊急加開病房，是本分事。但當時，部分醫院所收治的病人數相對較少，迫使主管機關在全臺參與的醫療防疫會議時，公布了每家醫院收治的病人數，才因此傳出了數字。

「台北慈院很早就在實務面及心理面做足了準備；也在衛福部支持下設置了『具負壓前室的正壓手術室』，才能快速銜接、收治病人，甚至為重症確診孕婦插管、進行剖腹產。」趙院長說，也因爲媒體報導，「我們無意間發揮了登高一呼、有爲者亦若是的典範作用，之後，其他醫院便漸漸增收病人，開始跟進。」

而這個過程，最讓他感動的是，全院同仁上下一心、盡力而爲。譬如，加開病房前，必須先清空病房、一一跟病人溝通；要搬運病床及各式物品；還需採買諸多設備，像是大汗衣桶、改裝建材、醫護人員的安全配備等；需裝設監視器、施工；感控小組也得做好動線規畫等，非常多的繁瑣細節。「這些都不是我『一聲令下』，就可以像變魔術般立刻達成。若不是那麼多醫護自願站上第一線，若不是全院同仁很有默契、願意承擔，是絕對做不到的，所以真的很感恩大家齊心抗疫！」

事實上，自五月以來，台北慈院的一級主管及部分同仁、醫護，早已沒有所謂上下班時間，他們天天到醫院，沒有周六日，沒有端午連假，每天定時開防疫會議、解決所有難題，趙有誠說，「當時的日子不是按照日曆過的，而是按照臺灣的疫情在過。」

讓趙有誠印象深刻的是，有一晚，他在新北衛生單位與各醫療院所的群組中，看到一位確診孕婦走投無路，沒有醫院收治，「我就回『我來收』。但是再過幾個小時，求救群組又回應：有其他醫院願意收。直到了第二天，我才知道，她被送到該醫院後又被退貨，因爲她快要插管了，我們才趕快把她接來醫治。」

「這個過程中有很多細節和心情的轉折……，台北慈院跟其他醫院或衛生單位的行政人員在互動時，是很眞誠的。」趙院長有感而發的說。有一回，在慈濟醫療志業跨院區的防疫連線會議上，證嚴法師聽聞報告後回應：「這是『良知』，是一個人的『天良』。大家就是要用『天良』面對病人。」

趙有誠坦言，他從來沒有要成爲收治最多確診病人的醫院，他得同時盤算醫護人力、壓力、床位等，他眞正在意的是：「我們盡力了沒有？」「我們是否對得起身爲醫護的『天良』？」只是意外的，報紙刊出後，「讓大家除了責任心，也有了榮譽感，我們不但不落人後，而且是很認眞地走在前面。」截至二〇二一年十月底，台北慈院共照顧了九〇六位確診病人，其中有一百六十六位重症患者。

院長也嚇出一身冷汗

短暫榮耀的背後，趙院長的壓力與承擔卻是日日夜夜，如影隨形。

當時雙北有三十二家醫院陸續發生院內感染，包括台大、榮總、馬偕、耕莘、恩主公、亞東、萬芳……大家耳熟能詳的醫院，幾乎無一倖免；且台北慈院的同仁們才剛剛打了第一劑疫苗，而看不見的病毒是會讓人致命的。每天上午在慈濟醫療志業跨院區的防疫連線會議中，證嚴法師總是不斷叮嚀：「要穿好盔甲，要保護好自己，才能夠照顧病人喔。」幾乎天天提醒，趙院長也感受到證嚴上人對大家的擔心與愛護。

回首二〇二〇年二月，一位老先生因肺炎發燒，來到台北慈院急診，隨後被收入病房治療。一周後，老先生肺炎持續惡化，轉至內科加護病房插管急救，又因疑似肺結核而轉入負壓隔離病房。就在此時，臺灣剛有新冠肺炎病人現蹤，胸腔內科醫師感到背脊發涼，立即爲老先生採檢，兩天後證實確診。急診、胸腔內科病房、加護病房全面消毒，一共有七十位醫護立刻被隔離。台北慈院也緊急搭建「二十四小時戶外檢疫站」，透過分區分流、動線不交叉等設計，對有風險的病人進出醫院進行管制，全力保護院內病人及醫護的安全。所幸，醫護們歷經十四天隔離後，沒有任何同仁染疫，雖有驚無險，也促使台北慈院更嚴謹地防患於未然。

隔年，二〇二一年五到八月，台北慈院隨著收治病人數的增加，曾發生過十次「誤觸事件」。例如，病人第一次篩檢是陰性，再篩檢時又變成陽性；或是快篩陰性病人在急診躺了一陣子，旁邊還有其他病人，再次篩檢卻成了陽性等。

趙有誠坦言，只要發生誤觸事件，壓力不可言喻。然而，看著大家士氣高昂，擔憂更不能寫在臉上，他依然玉樹臨風、面帶微笑、沉著應戰。只是看不見的壓力也會趁著月黑風高的夜晚冒出頭來。有一回，他驚見報上刊出「台北慈濟醫院爆發院內群聚感染」，實在撐不住了，瞬間嚇出一身冷汗，深夜從惡夢中驚醒。還好，這只是夢、只是夢！

十次誤觸事件全都平安過關，沒有任何一位醫護、行政、清潔人員染疫。趙有誠感恩有龍天護法保佑，更重要的是全院所有同仁嚴守防護SOP，「將近二千四百位同仁，連同外包廠商，全都平安過關，這是非常有紀律，才能做到這樣滴水不漏。」其實不只在醫院做到，後來台北慈院承接新北市衛生局「加強版防疫專責旅館」的任務，醫護團隊也帶領在白金飯店值勤的警察、旅館業者，做到了百分百防護！

趙院長感恩所有同仁不分你我，爲防疫而成爲不請之師，全心全意投入，「有時候有些狀況我還不知道，他們已經都處理好了。我跟同仁說，我們眞的是很有默契，也許是長年來參加慈濟的義診、海外賑災，大家一起投入救災現場太多次了，非常有默契。」

台北慈院果眞不負衆望，如實發揮了作爲醫護的「天良」。

第二章 惡化的病況又急又猛

阿明哥（化名）終於醒了！

專責加護病房的醫護們即使穿著層層疊疊、僅能見到雙眼的兔寶寶裝，也爭相要與阿明哥合照。阿明哥一臉茫然，等到內科加護病房主任蘇文麟醫師來看他時，終於忍不住問了：「爲什麼我這麼出名，大家都要跟我照相？」

蘇醫師笑了，「他們很開心你醒來！來，讓你認識一下這些每天圍繞在你身邊的人。」這段昏迷的時間裡，阿明像掉入另一個闇黑寂靜世界，失去記憶、沉睡著的他，只依稀記得，蘇醫師曾爲他抽痰、擦淚，護理師曾爲他清洗身體。當他逐漸恢復意識後，納悶著怎麼所有醫護好像都跟他很熟、衝著他笑，可是他卻一個也不認識。

三十九天前，阿明因爲確診、沉默缺氧被送進台北慈院，沒想到病況急轉直下，歷經七次劫難，全力搶救才換來今日的甦醒。四十九歲的阿明，有著一百三十餘公斤的巨碩身形，伴隨高血壓與糖尿病。這兩年來，他爲了照顧生病且行動不便的媽媽而辭去工作，媽媽洗腎時被病友傳染，他自願陪著媽媽到北部的部立醫院住院治療，直到母親轉到加護病房，他才返家隔離，後來也跟著染疫。

阿明被送到台北慈院時，走路呼吸都會喘，不到三天就轉進加護病房，剛進病房時，他還能跟媽媽在電話中彼此加油打氣，希望自己趕快好起來，繼續陪伴媽媽。但阿明肺炎迅速惡化、呼吸困難，只能插管救命。阿明的姊姊在電話中哭著請求醫護：「弟弟是個孝子，爲了照顧媽媽，沒有結婚；爲了照顧媽媽才被染疫；他自己都病倒了，還在擔心媽媽……拜託你們一定要救他！」

插管後兩天，呼吸器氧氣使用到一〇〇％，阿明仍舊缺氧，嘴脣都發黑了，再度陷入危急。「快，趕快 Call 徐展陽醫師、心臟血管外科團隊，葉克膜求救！」蘇文麟發號施令。上了葉克膜總算暫時穩住了。但僅隔兩天，血氧濃度又往下掉，蘇醫師與呼吸治療師緊急爲阿明做了「肺泡再擴張術」，總算把肺打開了，血氧也從八〇%回升到九八%。

但死神始終虎視眈眈緊盯著阿明，蘇醫師團隊一次又一次搶救，不論在深夜或清晨。阿明的姊姊也接到無數次病危通知。讓人心酸的是，阿明的媽媽已經在另一家醫院辭世了，姊姊哽咽著拜託醫護，「不要告訴弟弟，我怕他失去活下去的動力，我們已經失去媽媽，沒辦法再承受失去弟弟了。」

其實，阿明的狀況也非常危急，革蘭氏陰性菌橫掃他的血液，他正與「敗血性休克」搏鬥中，趙院長讓團隊啓動血液透析來清除血中毒素（俗稱「洗血」），好不容易才又挽救回來。

但他的每次平安都如彩虹那般短暫，過沒兩天，「呼吸器氧氣調不下來、葉克膜拿不掉，巨細胞病毒、黃麴菌、革蘭氏陽性菌輪番來攻擊……」，病毒、細菌像打不倒的怪獸般，一次次考驗著醫護團隊。

在與死神拔河了一個月又九天後，阿明終於順利拔管。看著阿明逐漸恢復，蘇文麟醫師才敢慢慢跟他談，「……我知道你是孝子，媽媽過世了，……下半輩子你要爲自己而活，媽媽也在天上看著你、保佑你喔！」

阿明出院時一再道謝。姊姊說，雖然她和媽媽都是非常虔誠的基督徒，但當年花蓮慈院創院時，爸爸曾每個月三百元護持慈濟醫院，她都不知道臺北也有慈濟醫院，她還說，「夜裡經常接到蘇主任的緊急電話，這個主任好像都不用睡覺。」她更希望姊弟兩人將來也能像慈濟人一樣，幫助更多人。

夜裡驚醒的醫師

凌晨三點鐘，蘇文麟主任又從睡夢中驚醒，想起沒能救治的病人，他哭了。擦乾淚眼，他讓自己再度入睡，他知道，加護病房裡還有許多病人需要守護。防疫路上，他總是勇往直前，二〇二〇年疫情爆發時，他自願前往桃園國際機場支援檢疫篩檢；二〇二一年五月到八月，他與加護病房團隊一共照顧了一百一十位確診的重症病人。

這三個月來，他每天早上六點多到醫院，先快速探視所有病人，接著八點參與院內防疫會議。之後整個上午、下午，都穿著兔寶寶裝，察看並治療一位接一位的病人。在層層防護衣帽下，他總全身汗濕，一到中午卸下防護裝備時，早已喉焦脣乾，極度口渴。

他也親自打電話向家屬解釋病情，每次講電話都得喘息一下才能繼續，有時甚至覺得呼吸困難，那是長時間戴著N95口罩的影響。其實不只他，所有參與專責病房的醫護皆是如此，經常處在缺水、缺氧中，休息時想辦法「換氣、補水」。一到晚上七、八點，他便從醫院趕往疾病管制署北區管制中心拿取管制用藥——瑞德西韋，並將藥品送回加護病房、讓值班醫師開藥給病人後，他才放心回家。

夜裡，蘇醫師很少能安穩入睡，總是不斷在思考、擔心某位病人的治療是否起作用了，明天還在不在？連做夢也夢見醫院的場景，

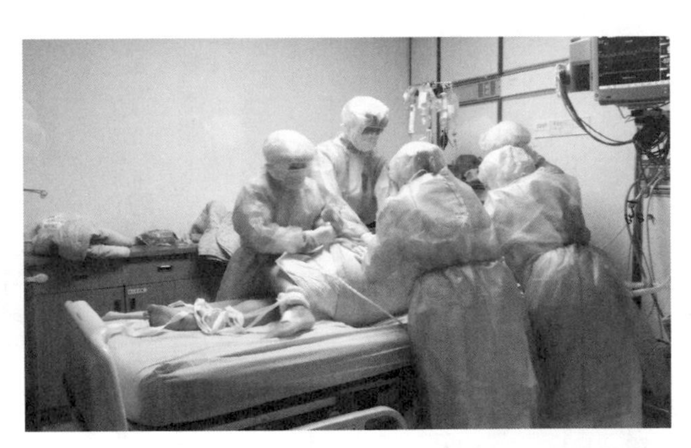

蘇文麟醫師與專責加護病房團隊一起搶救病患。圖／台北慈院

且總在凌晨三點醒來。凌晨三點，曾是他打了疫苗後，開始發燒、頭痛、渾身不適，體驗到病人原是如此痛苦的時間點；凌晨三點，他總是想起一位想救卻沒能救起的病人，因此哭了，他說，或許這也是創傷後壓力症候群。

這位病人是在五月疫情大爆發時來到加護病房的，是年約五十九歲的邱大哥（化名），送來時已極度缺氧且呼吸窘迫。當時邱大哥插管困難，除了蘇醫師外，麻醉科、耳鼻喉科醫師都來了，最後在緊急氣切下，放置了呼吸管，但病況仍相當嚴重，血壓不穩定且呈現休克狀態，蘇醫師非常不捨，急著聯繫他隔離中的家人，希望能幫病人以葉克膜治療來維生。

邱大哥有位女兒在美國行醫，依照美國治療新冠肺炎的經驗，裝上葉克膜的病人只有百分之十能存活，最後家人決定不放置葉克膜，把資源留給真正需要的人。

「我在電話中，不但沒有辦法安慰家屬，掛上電話後還當場痛哭……」蘇文麟說，因爲這位邱大哥非常替人著想，他早上還能跟家人吃早餐，但也在這天，他開始發燒，加上喉嚨痛不舒服幾天了，他擔心自己染疫，不敢搭大眾交通工具，他從住家一路走到台北慈院，本想先去看耳鼻喉科，但因爲發燒得直接到急診篩檢、就醫，他已經很喘了卻依然很能忍耐、安靜地在急診戶外篩檢站排隊，轉進加護病房時，他的血氧濃度已經不到六〇%了，多麼讓人不忍。

「當下，我沒有辦法安慰或說服家屬，要不要再嘗試看看，因為如果堅持救到底，那下一個場景很可能是，其他病人也進不來了。一位重症病人至少要花十四天照顧，甚至更嚴重者，需要一到兩個月的救治期。」蘇文麟說，眼前的加護病房早已瀕臨量能不足，如災難般，不斷有其他確診重症病人在等待床位，已經迫使醫師得用數據去判斷，病床要先給誰。他嚎啕痛哭，因為他心疼這麼善良的病人因此離世，更懷疑自己到底有沒有盡全力救病人，「如果我有努力說服家屬讓我們試試看，病人是不是救得回來？」

心疼病人的蘇醫師，沒有讓自己成為醫療現場的「情緒殭屍」，沒有刻意屏蔽掉失去病人的傷痛，凌晨三點，或許也是「創傷後壓力症候群」甦醒的時刻。但他依然責無旁貸，即使傷心難過，總也迅速拉回現實，思考著如何挽救正在加護病房的病人。

當時正值雙北疫情最為嚴峻時期，台北慈院瞬間湧入大量確診病患，一天內就送進許多重症、急需插管的病人。蘇文麟說，那彷彿人間煉獄的場景，是台北慈院的第一次，也是臺灣的第一次。他很感謝，當時胸腔內科藍冑進主任看他們忙不過來，立即率領胸腔暨重症醫師——楊美貞主任、黃奕智醫師、吳智偉醫師一起投入照顧重症確診病人的行列，這五位醫師被稱爲台北慈院的「五虎將」，面對疫病，絲毫無懼且虎虎生風地搶救病人。

病人量漲潮時，心臟科醫師也來幫忙照顧「非染疫的重症病人」，護理部的同仁更是義無反顧的相互幫忙。然而，這份溫暖不只在醫護之間，蘇醫師也從病人與家屬中，看到希望之光。

有誰願意「把床讓出來」？

看著呼吸治療師傳來的簡訊，蘇文麟也跟著著急了。有兩位青壯年的確診病人，氧氣已經用到百分之百了，但血氧依舊上不來，接下來很可能轉成新冠肺炎最嚴重的病症「急性呼吸窘迫症」。可眼前，加護病房一床難求，還有病人在等床，呼吸治療師非常擔心這兩位病人恐怕撐不了太久，但他們才四十出頭，命不該絕啊！能否想辦法讓他們轉進加護病房？

病例翻了又翻、查了又查，蘇文麟焦急盤算著，可以怎麼挪出兩床？今日胸腔重症的主治醫師一早就積極查房，訓練病人自主呼吸，一位九十歲老先生，一位八十歲老太太以及四十三歲男性，這三位病人通過測試已經拔管，但通常病人拔管後會先觀察，穩定後才轉至一般病房，「若病人一拔管就轉出，之後有意外，那鐵定是加護病房的責任，當然我也願意負責。」蘇醫師說。

像眼前這位四十三歲的男性，拔管後出現急性譫妄，聲嘶力竭地狂喊著，實在無法轉出。蘇醫師只好硬著頭皮，打電話給九十歲老先生的女兒。孝順的女兒很開心父親成功拔管，但同時也擔心旋即轉出加護病房是否太危險了？在蘇醫師說明、討論後，女兒竟發揮大愛，同意讓出床位給病危的壯年人。

蘇醫師繼續鼓足勇氣，致電給另一位八十歲老太太的家屬。這家人因爲聚餐群聚而染疫，全家人除了沒去聚餐的三女婿外，全都確診了，三女婿也成了所有家人的緊急聯絡人。接到電話的三女婿說，「媽媽（岳母）是全家人的精神支柱，怎麼可以馬上轉出？萬一出事怎麼辦？沒辦法，眞的沒辦法！」蘇醫師一問之下才得知，老太太的兒子也是四十餘歲，正在其他醫院插管且病危中，因此更不敢輕舉妄動。蘇醫師就此打住，沒再勸說，他明白沒有人經得起失去任何家人的傷痛。

但是過沒多久，老太太的女兒，雖然正在住院治療卻親自來電：「我們同意媽媽轉出加護病房，把床位讓給更需要的人。」

聽到護理站捎來的好消息，蘇醫師非常感動，「老太太把床位讓給了別人的兒子！」在這樣的災難時刻，家屬卻願意忍受心中的忐忑，幫助沒有血緣關係的年輕晚輩，讓人動容。正因如此，蘇醫師與加護病房團隊更密切留意著，兩床轉出去的老先生與老太太是否安好。

開心的是，最後，轉進來的兩位病危年輕人，與轉出的老先生老太太，四位都得到最好的救護，平平安安，順利出院！

蘇醫師說，碰到大災難時，要運籌帷幄，以整體最有利的狀況來思考床位與治療。但他沒說出口的是，這些積極作爲的人醫們，也要有十足勇氣承擔任何「萬一」及那份忐忑，來成就大家的平安。感恩老天保佑啊。

第三章 北病南送的前三天

二〇二一年五月二十三日，星期日，臺灣新增四百六十位本土確診病例，幾乎集中在「雙北」，然而遠在中部的台中慈濟醫院急診部卻接到一通緊急電話。

「確診病人危急，可能要插管，可以轉到您們醫院嗎？」

一般確診病人會優先由醫學中心及部立急救責任醫院來接手，台中慈院屬區域教學醫院，因而急診同仁回問：「不是還有教學醫院嗎？」

「問過了，都沒辦法接。」

台中慈院沒有猶豫的承接了。只有一個小時，病人便將從苗栗送抵台中慈院。即使已是周日夜晚，加護病房的醫師仍先請院內藥劑科協助，火速申請治療新冠肺炎的管制用藥「瑞德西韋」；藥劑科也立即聯繫並派員前往臺中市衛生局取藥，好讓病人抵達後，立刻有救命藥物可以使用。

一小時後病人送達，這位正值壯年的小許（化名）已瀕臨呼吸衰竭、嚴重缺氧併發嚴重肺炎，值班醫護趁著病人意識仍清醒，先讓他與妻子通話，也徵求他與家屬的同意，緊急插管，由胸腔內科倪永倫醫師與麻醉科醫師為他插管治療。

小許家住臺北，曾到萬華與友人聚餐而染疫，但因北部防疫隔離所已滿床，他被送到苗栗檢疫所，病情惡化送醫後，再從苗栗的醫院轉來台中慈院。插管次日，高流量的氧氣已給到頂點了，他的生命徵象卻仍不穩定。專責加護病房的沈煥庭主任索性二十四小時全天候守在醫院，隨時照看病人，也憂心著是否要使用葉克膜來救他。

「我們盡量讓病人休息、睡覺，像進入冬眠一般，耗氧量可以降到最低，也緊急去借調『抗IL6的單株抗體藥物』來為他注射；透過呼吸器的操作，持續治療。」沈煥庭醫師說。在醫護不眠不休的照護下，小許熬過了三天的危險期，之後恢復得很快，給醫護很大的鼓舞。六天後，X光片顯示他的肺部已改善，醫護商議著將開始讓他做呼吸訓練，若順利，再過四天即可拔管。

但就在這天夜裡十一點多，小許卻突然喘不過氣來，穩定的血氧濃度也直往下掉。值班的資深護理師李庭貞連忙換裝趕進病室，心裡非常焦急，大家努力了這麼久，好不容易讓他轉好，怎麼轉瞬間就惡化了，她直覺，或許是抽痰管的痰液卡住了。

新冠肺炎確診病人是以「密閉式抽痰管」來抽痰，依照常規是不能打開的，若飛沫噴濺，非常容易造成醫護感染。但當下狀況危急，李庭貞也顧不得這項規範。她打開了密閉式抽痰管，直接幫病人抽痰，果然如李庭貞所料，氣管內管裡卡了黏稠痰塊，抽出後，立刻解決了病人的危機。

夜裡沈煥庭醫師趕到加護病房時，發現病人危機解除，對李庭貞說，「妳很勇敢！」卻同時擔心她被感染，因而建議她，下次若再遇到同樣狀況，還是要先保護自己，可先使用少劑量的鎮定劑，讓病人在昏睡狀態下來抽痰，避免病人清醒時容易咳嗽反射、飛沫噴濺而遭受感染。

李庭貞則直到完成任務走出病房時，才驚覺「天啊，自己怎麼那麼勇敢」，因為當下病人危急，她無暇思考，只想保住病人的生命。李庭貞也深知風險，卸下層層防護裝備時，她小心翼翼，立即全身消毒、沐浴。

度過二次危機的小許，逐漸恢復，也在四天後順利拔管，再隔五日，歡喜出院。像是從鬼門關給拉了回來的小許，出院後，特地寫了感謝信給醫護，他的家人一再達謝，而最開心的還是聯手照顧他十七天的這群醫護，「看到病人好，一切都值得！」

沒有人是「局外人」

五月二十三日，台中慈院收治了第一位確診重症病人——小許先生；三天後的五月二十六日，指揮中心才正式啓動「北病南送」，而當天台中慈院的專責加護病房已經收治了三位重症病人。

台中慈院院長簡守信說，「其實，我們早就準備好了。」回顧二〇二〇年的小年夜，武漢封城，敏感的醫師群便知道「事情大條了」。胸腔內科醫師沈煥庭立刻跟加護病房的護理師、教學組小組長說，要開始進行防護演練，包括插管的流程、演練、穿脫防護裝備等等。「我們先用假人安妮來練習，但，主要演練器材——電子式的喉頭鏡卻剛好壞了，又馬上跟麻醉科借調，也趕緊採購新的喉頭鏡。那時候，只要關於防疫，需要什麼都很快速處理，簡院長及各個高層都是全力在支持。」

當時，加護病房也跟急診一起採購了「插管防護箱」（以透明壓克力板製成，避免醫師插管急救時感染）。早在二〇二〇年二月底前，台中慈院就已完成核心團隊成員的演練及考核，包括防護衣著裝、插管等。當時疫情在大陸來勢洶洶，臺灣更須嚴加防範，所以只要從大陸回到臺灣又有疑似症狀的病人，都當成「疑似病患」，以確診的高規格先行隔離、照護。然而那一整年都在模擬作戰，沒有遇到眞正的確診病人，直到隔年的五月。

二〇二一年五月，臺灣確診人數直線上升，「我們也在備戰狀態了。」沈煥庭主任說，胸腔科有一個橫跨臺灣北中南的群組，有兩百多位胸腔科醫師在其中，「當時就知道北部醫療量能就快要撐不住了，而新聞播出的往往是落後指標。」雖地處臺中，沈煥庭清楚知道，遲早會接手來自雙北的病人。一島同命，在這場疫情裡，沒有人是「局外人」，簡守信院長更是老早便要大家做好準備，一起應戰。

儘管做足準備，還是難免碰到意料之外的情事。譬如，有些病人送達時，需緊急插管，聯絡了家屬，但家屬也在隔離或治療中，無法簽同意書，只能以電話錄音；就連病人需要的尿布、清潔、生活等用品，也常因爲是家族群聚感染，無人打理，得趕緊委由醫院社工師來張羅，沈煥庭說，從醫那麼久，「頭一次遇到這種狀況。」

壓力與挑戰

更難的是，家屬看不到病人，若遇重症更加焦急。如何安撫家屬，成了醫院一大挑戰，醫護也更需同理並寬慰家屬話語中的急切、不解與焦慮。有些家屬抱怨，明明家住臺北，爲什麼不送北部醫院，卻送到台中慈院？實情則是，當時臺北已無床位可以收治了，這些都要向家屬好好解釋。

護理師李庭貞每天致電或接起家屬電話，都需要鼓起十足的勇氣。

「他（病人）今天狀況有比昨天好嗎？」家屬問。

「目前生命徵象看起來都算是穩定的，沒有太大的落差。」護理師答。

「那妳覺得，有比昨天好嗎？還是比昨天差？」家屬再問。

「跟昨天比起來，沒有太多變化……」

「那到底有沒有變好呢？」

李庭貞發現多數家屬不喜歡聽到持平的回答，總不斷追問，「他們期待聽到的答案是『變好』，但是，我們不可能在病人沒有變化的時候，還告訴家屬病人變好了。」特別這種新興病毒讓病情起伏大、難以預料，往往到最後，只能如實回答：「沒有變得更差，至於有沒有好轉，還要再抽血、照X光，才能確定是否仍穩定改善中，如果有變化，我們再請主治醫師向您說明。」

不只安撫家屬是項挑戰，對於直接在第一線照顧確診病人的護理師而言，最難的還是「安撫病人的情緒」。

以前，即使病人在加護病房，也有會客時間讓家屬探望、安慰病人。但如今，每一位確診病人幾乎都被關在獨立病室，獨自一人，面對的是看不見臉孔且層層包覆的醫護，而醫護再怎麼想傳達親切與問候，卻總像隔著千山萬水，難以企及。

「我們會花更多的時間待在病室，但都不是做治療，而是安慰病人。病人生理的需求，例如想吃什麼、感覺太冷或太熱，這些都好解決，但心理上的安慰真的不容易，護理師再怎麼努力也很難取代家人。」李庭貞說。

第一線醫護人員的壓力，不僅如此。沈煥庭醫師說，如果那天李護理師沒有冒險把抽痰管打開，抽出痰塊，可能就要CPR急救病人。一旦CPR，病毒很可能滲入口罩和防護裝備的縫隙，導致醫護人員染疫，「往往就是在這種緊急急救或插管中，最容易被感染，這也是醫護人員最大的壓力。」儘管有專業，但大家沒說出口的擔心是，「萬一自己不慎染疫，又不知不覺傳染給其他病人、同事或家人，該如何是好？」

所幸醫院高層全力支持，不僅提供充分且安全的防疫物資，不讓同仁覺得自己是拿著菜刀上戰場，還特別提供「防疫宿舍」，因此專責加護病房裡，百分之六十的同仁選擇住在防疫宿舍，不回家、不接觸，也就沒有「萬一」了。

這波北部來勢洶洶的疫情中，位於潭子的台中慈院一共照顧了二十九位確診病人。衛福部啓動「北病南送」後的前兩周，台中慈院所收治的病人數，僅次於衛福部立的豐原醫院及臺中醫院兩家「專責醫院」，甚至遠高於中部的各大醫學中心。沈主任當時還曾接到在某醫學中心任職的學長來電詢問，「你們眞的收了二十幾個病人嗎？我們才收十幾個，怎麼回事？」沈煥庭哈哈一笑。

醫院儘管做足準備，也得要有相當的承擔，才能讓病人得到最好的照顧。沈醫師推測，「台中慈院雖是區域教學醫院，但簡院長帶領大家提早做足了各種準備，所以能無縫接軌的收治病人；而醫學中心的病人原本就很多，降載或改裝病房等，或許也比較需要花時間。」

在這波疫情中，台中慈院不僅沒有缺席，還竭盡所能照護病人；最讓醫護團隊與有榮焉的是，院內沒有任何醫護感染，而且，每一位病人都平安出院了！

第四章 天堂的守門人

二〇二一年五月二十四日，嘉義大林慈院加護病房主任陳信均，雙眼緊盯著即將進入專責病房的醫師是否按照步驟穿妥防護衣、他再次檢查著裝後，親自拉上那道隔離門。隔離門內的廊道後方有十間照顧新冠肺炎「重症病人」的隔離病室，院內一般稱爲汙染區（有感染風險的「紅區」），穿好防護衣的陳易宏醫師已進入，正等待著即將送來的病人；門外的護理站則是安全綠區。

大約兩週前，這間專責加護病房開始緊急改造，加做了金屬與玻璃的隔離牆面，區隔紅、綠區。而不過兩個小時前，隔離牆面的玻璃才剛剛組裝貼上。「大哥，玻璃一定要貼好，因為確診病人住進來後，就沒辦法進來維修了。」陳信均提醒著施工者。沒想到完工不到兩小時，確診病人已送達。

他們迎接的第一位確診病人，是因為心絞痛轉來加護病房，在醫師治療後緩解。但是另一位夜晚送來的長輩，就沒那麼幸運了。這位年近七十五歲的阿公，同時患有糖尿病、身形肥胖，病情迅速惡化，送來加護病房時已需緊急插管。

然而病人脖子短，不易看清，第一次插管沒能插上，病人血氧拉不上來，有生命危險；陳易宏醫師的面罩都是霧氣，看不清，他索性拿起面罩，立即替病人插管，插上了！

病人血氧總算拉上來了，生死邊緣救回了一命，但是，陳易宏醫師卻讓自己身陷險境。依照院內防疫感控規範，他是不能拿下面罩執行插管的。太危險了，他極可能因此染疫。

插上管，病人暫離險境，陳醫師自知風險，立刻前往除汙區。第一時間脫除手套、隔離衣，洗手洗臉洗眼睛，脫除所有防護衣，洗淨全身、換上乾淨衣服後，再次進到病房，幫病人放置中央靜脈導管等後續處置與治療。離開病房後，他主動告知院方主管及感控小組，他拿下面罩幫病人插管，有暴露風險。

一向溫和的陳信均主任及賴俊良副院長，也忍不住生氣了！十八年前SARS的慘狀依然歷歷在目，那次折損多少醫療人員，沒人忘得了。

「你如果沒有要遵守感控規則，我得把你從這個職位換下來！……」陳信均主任說了兩人合作數年以來不曾有過的重話。

陳易宏則解釋自己已打過一劑疫苗，雖拿掉面罩，還有口罩和眼鏡保護著，「那一分鐘，病人的血氧拉不上來，我似乎覺得沒有其他選擇了……」再不插管，病人當場就走了，他沒有辦法眼睜睜看著病人就這麼沒了，而那個早上，病人還在跟他的女兒講電話。

這是兩難，萬一陳醫師因此染疫，不僅身陷危險，病房也可能間接失守，醫護人力更將捉襟見肘。整體醫護、醫師個人、病人，都是命！禁不起絲毫風險，也禁不起醫療因破口而潰堤，後面還有許多需要搶救的病人啊。

「易宏是位非常優秀的醫師，我幾乎不曾唸過他，但是那天，我是很兇的，狠狠唸了他一頓。」陳信均說，他要守住的是整個單位、是所有醫護。那天，陳易宏心裡也是難過糾結的，包括他得隔離，改由他的主管陳信均毛遂自薦擔下重責，來照顧重症確診病人，「自己沒做好，到頭來，還讓主管來善後……」他說。

大家畢竟有深厚情感基礎，斥罵後次日，陳主任開玩笑地提醒「獨自一室」隔離的易宏，「要按三餐回報狀況，不要出事害人家宿舍變凶宅喔。」幸運的是，在六天隔離、兩度採檢陰性後，陳易宏醫師安全過關，又披上戰甲回到專責病房。

全副武裝上戰場

全副武裝，穿上整套防護衣、兩層手套、N95口罩加上面罩，走進病室的陳信均主任發現，即使自覺內心毫無緊張感，但進到重症病室時，身體說話了。腎上腺素分泌，讓他感到熱氣蒸騰，不到二十分鐘，面罩全是霧氣，「所以我猜易宏當時應該也是這種狀況，看不到，他才拿下面罩來插管。」到了第二天，他逐漸適應，面罩才不再有那麼多霧氣。

即使在南部，疫病也如洪水來襲，重啟重症病房後的短短三日，十間隔離病房已全數滿床。起初那四天，陳信均經常忙到半夜兩點多，次日一大早再進病房，一天只睡四小時。許多北病南送的病人身邊都沒有家屬，無法得知病況；甚至還有好幾位病人，來不及問病史，就得緊急插管了。「一進病房區，就好像掉進黑洞裡，時間過得特別快，往往再出來，護理師又換一班了。」陳主任說。

最初，有些病人剛插管後，氧氣濃度仍會繼續下降，一段時間才慢慢拉得上來。「第一次遇到時，甚至懷疑管子是不是根本沒插上。」但醫師也很快發現，新冠肺炎病人的肺部變化跟傳統肺炎不太一樣，必須預先把呼吸器的壓力調得比一般狀況高，病人肺部才能順利撐開。

有一回，陳信均正在急救插管，病人的手機鈴聲卻不肯罷休，斷了又響，不絕於耳地響了非常久，讓他體會到，或許在他處被隔離的家屬，正焦急擔心著眼前的病人。另一位病人，雖然離婚了，但唯一能聯絡到的親友是前妻，前妻也毫無猶疑，願意在這段困難時間裡幫助前夫，也讓醫師每天向她說明病況。

一對年約五、六十歲的單身姊妹，雖沒住在一起，但時常聯繫、相互扶持。妹妹因為聯絡不上姊姊，便去住處找她，卻驚恐發現，姊姊躺在床上、搖也搖不醒，趕緊叫救護車，送到大林慈院時已是確診重症。妹妹跟姊姊就在那十幾分鐘的相處裡，也被感染了，被送往嘉義的檢疫所。輕症的妹妹，電話裡哭求著醫師：「我就這麼一個姊姊，我跟姊姊相依爲命，拜託你們一定要好好救她。」疫情下，難以割捨的親情、情義與眼淚，都讓陳信均感觸深刻。是的，一定要救，竭盡所能地救！

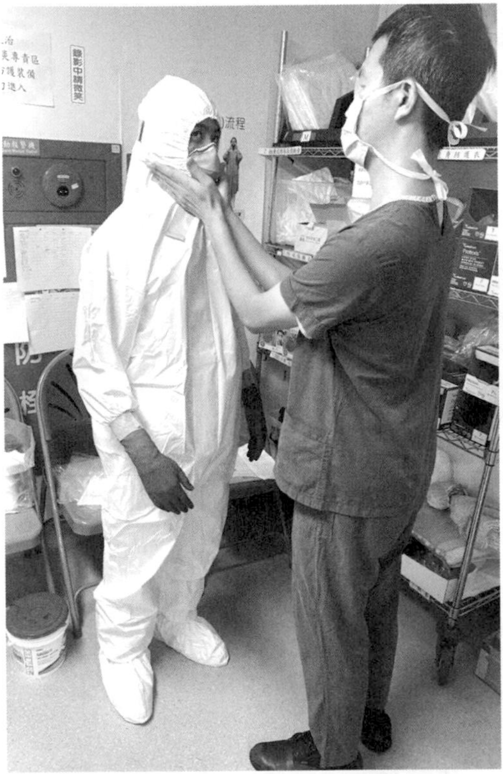

大林慈院陳信均醫師（圖右）為第一次進專責病房將為病人照射 X 光的放射師檢查防護著裝、提醒注意事項。圖／大林慈院

人生最重要的事

陳易宏醫師最難忘的是一位開理髮廳的阿姨，她歷經插管，脫離呼吸器後，整個人從渾身無力中努力復健、撿回一命。她說，這次過後，她要好好跟兒子聊聊，看兒子要不要回來接理髮廳，她則決定退休了。疫情讓她重新思考，什麼是人生最重要的事，「這種時刻，想的都不再是賺錢了。家人、健康才是最重要的；能與人有好的關係、能維持自我心靈平靜，才是最重要的。」陳易宏說。

而讓陳醫師最感歡喜的，則是一位五十餘歲的男性病人，同樣歷經插管，生命一度陷入危急，在身上放了好幾處管子、極力搶救後，總算挽回一命。拔管後，他從緩緩起身、一次兩次三次試著慢慢站穩、一天兩天三天學著邁開腳步，非常艱辛地開啓復健之路。病室裡，總有兩位全身穿著兔寶寶裝的護理師，一人架著一邊，陪他練習走路，他雖辛苦卻從不孤單。在一、兩個月的復健下，這位大哥終於走出病房，重新回到職場。這讓陳易宏感受到，即使病人肺部曾經這麼嚴重浸潤，「我都感覺他快不行了，或將會留下嚴重後遺症，但是在團隊及他自己的努力下，他能走出醫院、重回職場，這讓我感受到這種病是可以痊癒的，更鼓舞了整個團隊！」

「我們當重症醫師的，就像天堂的守門人，人總是會離開這個世界，如果你眞的不該走，我們不會讓你走；如果你眞的已經不行，要離開了，我們不會讓你痛苦。」陳易宏說，這也是他日日檢視自己的使命，「我今天是否都做到了呢？」

互相扶持的同事情誼

非常時期，醫師不但要搶救生命，也要學習新功夫。炎炎六月天，嘉義大林下起了午後大雷雨，幾聲轟隆響雷加閃電，竟然讓專責病房裡監視系統的電力給中斷了，倏然斷電、看不到任何畫面。

偏偏那天是假日，但沒有監看系統實在太危險，迫不得已，陳信均還是打電話向工務大哥求救，工務大哥也很阿莎力地來了，絲毫不畏懼這個前線病房。醫護幫工務大哥穿上隔離衣，但爲了他的安全，僅讓他進到過度區域「黃區」，只是到了黃區，才發現問題是在紅區汙染區的電源箱。

陳信均自告奮勇，「我進去就好了，你教我怎麼做。」穿上防護衣，陳主任一手拿著公務手機，一手拿著變電箱的鑰匙，在工務大哥指引下，找到電源箱的總開關，依著指令處置後，總算重新啓動電源，連上線了。

不僅醫師如此給力，專責病房裡，大家也時刻補位。像呼吸治療師，原本任務是調整呼吸器，但只要看到護理師忙不過來，他們便主動幫病人翻身。護理師之間更是互相扶持，好讓大家能輪流出去喝口水、喘口氣。

醫療人員外，醫護家屬也默默投入。曾經懇求丈夫陳信均「不要只想衝第一（現場）」，請想想我跟孩子」的妻子妤甄，雖擔憂卻在背後默默支持丈夫。曾擔任護理師的她，在疫情剛爆發時，主動採購酒精、口罩給加護病房的學弟妹護理師；在得知護理師戴了一整天 N95 口罩後，皮膚紅了還會有壓瘡，她集資買了兩萬多元的人工皮，讓加護病房的護理師們先貼上人工皮再戴 N95，避免壓傷皮膚。

而在院內，讓陳信均感動的是，疫情來了，胸腔內科暨重症病房醫師責無旁貸一肩擔起，「然而其他科別的醫師，像是心臟外科張秉華醫師、麻醉科吳育政醫師、急診張哲睿醫師……，他們也都自己跳出來幫忙，不是被指派或抽籤，這讓我特別感動。」

前人種樹，後人乘涼

病房清零後，陳易宏醫師看著護理站的咖啡機竟有些落寞。咖啡豆減少的速度變得相當緩慢，大家好像都不喝咖啡了。回想起那段在病室間日夜奔波的日子，每天早上，白班、大夜班及專科護理師跟醫師們，都在這裡喝咖啡，一起討論每一位病人的狀況後，再進病房。「那段時間，大家更有默契也更凝聚，我們打了美好的一仗，好像打完仗，大家都不再需要咖啡了。」

能打下完美戰役，陳易宏說，「我們這一輩的醫師要很感恩，前人種樹，後人乘涼。」他和陳信均主任不約而同地提及，大林慈院在這波新冠肺炎的應變上能如此有計畫、有規範的去執行，是因爲早在二〇〇三年，大林慈院剛啓業不久，便逢SARS爆發，當時便已規畫了詳盡的感染管制計畫、病人進出的動線等細節，這次應變計畫，有許多是從十八年前的方案修改而來的。

除了大林慈院院長賴寧生全力相挺外，另一位核心人物則是從啓業時便來到大林的賴俊良副院長，他也是胸腔內科名醫。大林慈院收治確診病人期間，賴副院長每天下午一點與專責病房主任、醫師開會，共同討論治療與用藥，讓自願來照顧病人的外科醫師、急診醫師等，不必擔心非胸腔內科專業，而能感受到這股強大的支持，「是一整個團隊在照顧病人，沒有人孤軍奮鬥，也提供了病人最佳照護。」

起初，醫師製作 PPT 簡報來報告每位病人的狀況以便討論，但賴俊良認爲「不該讓他們花時間來作 PPT，他們應該把時間用來照顧病人、追蹤最新的醫療資訊，所以派了一位個案管理師，請他透過 Power BI（註 1），把病人的檢驗數據視覺化。」很快的，每次開會大家可以透過「病人資料視覺化」一目了然，透過病人的發炎、細菌感染等數據分析來做病情預判，也能很快看出哪些病人是肺栓塞，使得用藥、治療也更爲精準；也可得知哪些病人仍須特別留意，或是哪些病人整體趨勢已回歸正常，就能減少不必要的抽血檢驗。

專責病房雖辛苦，卻滋養著一波又一波愛的循環。二〇二一年五月至八月，大林慈院共收治五十一位病人，包括專責加護病房照顧的十三位重症病人，僅有一位九十多歲且患有心臟病的阿公，因爲家屬不想讓他太辛苦，放棄急救讓他好走；其他重症病人，全數救回，家屬的眼淚也化爲甘露，喜迎重生的家人。

註 1 Power BI 是一種數據分析及分享 data Insight 的軟體工具。

第五章 從日常到無常

二〇二〇年二月，電視媒體不斷放送著中國大陸疫情爆發實況——加護病房不敷使用、呼吸器不足，後來連一般病房也不足，這些畫面看得臺灣醫護們都很緊繃，因爲臺灣離中國大陸最近且往來密切。

花蓮慈院加護病房，就在這氣氛緊張的過年期間接到一位呼吸困難的重症病人。「病人的口罩被膠布緊緊貼黏在臉上，幫他取下口罩時，才發現口腔裡面全是檳榔渣，導致他很喘，我們趕緊幫他清理。」加護病房主任陳逸婷醫師說，正是這恐慌氣氛，導致這位病人轉來花蓮慈院的就醫過程中，沒有人敢打開他的口罩、幫他即時處置。

還好，衛福部疾管署很快公布疫情防治的 SOP 指引，陳逸婷也要求醫師們填寫每位病人的「疫調表」。每天一上班，她先查看單位內所有病人是否有肺炎、疫調表是否完成了，病人若有可疑處，就要做 PCR 篩檢，「我想大家知道，新冠肺炎隨時都在我們身邊，而它以後也不會走。」

當時臺灣尚無疫情，爲什麼要如此謹愼防守呢？因爲花蓮慈院是東部唯一一家醫學中心，也是守護病人的最後一道防線，萬一有院內感染，防線隨之潰堤。陳逸婷坦言，她壓力超大，如果淪陷就要關病房，「但我們沒有本錢關病房，我們一個月照顧近一百七十位重症病人，雖然只有二十床，卻是高效率在運轉。病房關了，病人該怎麼辦？」

二〇二〇年的農曆年節尚未過完，內科加護病房已開起防疫會議，提出「重症病房資源盤點」，包括可清出的最大隔離病房數量、儀器、庫存的氧氣可以支持的最大病人量等等。陳逸婷也才得知，院內負壓隔離的結核病房也可以收治新冠肺炎重症病人，有十間病室早在二十年前就已裝設管路，可直接連接呼吸器等設備。

在林欣榮院長和王志鴻副院長帶領下，一過完年，花蓮慈院風風火火的把肺結核病房改裝成可收治新冠重症的病房，包括能讓洗腎機器、葉克膜等重裝備進入病室，以及所有電器電力負載量的改裝與測試。

過完農曆年的三月天（二〇二〇年），花蓮慈院組成了「重症照護儲備小組」，並舉辦了三梯次的「模擬實境演練」，沙盤推演運送病人動線、緊急救護等。因為如果花蓮爆發疫情，輕症以衛福部部立花蓮醫院為優先專責醫院，重症病人則交由花蓮慈院來照護。四月，持續進行專責重症病房內所有機器、技術員、相關專科醫師的總測試。一切準備就緒，探問醫護進入「專責」意願時，「內科加護病房」的醫師全都義無反顧，十多位護理師也自願參與！原本照顧肺結核隔離病房的護理長、護理師們，無二話自願承接，讓花蓮慈院林欣榮院長非常感恩。

意外的是，距離大陸最近的臺灣，疫情卻守得非常好，長達一年半，花東沒有確診者，準備好的病房照顧的多是疑似病人，直到二〇二一年五月。五月二十日，花蓮開始有民眾確診，接著爆發家族群聚感染，二十六日，花蓮慈院收治第一位確診重症病人，陳逸婷主任前進第一線照顧病人、同時建立病房流程模組。

不一樣的父親節

五月的最後一天，轉來一位女病人，剛抵達慈院時，雖病情嚴重、呼吸喘，但還能說幾句話，不到三個小時便迅速惡化、必須緊急插管。長年在內科加護病房的陳逸婷主任，儘管已看過各種急重症，也從國際臨床研究報告中得知新冠肺炎會快速惡化，但實際目睹病情迅雷不急掩耳地惡化，又是傳染性疾病，心裡仍不免驚呼：「這是什麼可怕的疾病啊！」

還有位阿公，剛轉院過來時，陳逸婷醫師去看他，他卻哭了。「妳眞的是醫師嗎？」他淚眼哭訴著，之前在其他醫院住了好幾天，不曾有醫師去看過他。陳醫師安撫他，也與護理師合力幫他翻身做俯臥治療，好讓血氧提升。

最讓陳逸婷印象深刻的，是一對鶼鰈情深的夫妻。春水伯（化名）送來花蓮慈院時已相當嚴重，陳醫師每天打電話給春水伯的妻子報告病情，每次鈴響一聲，電話立刻接起，妻子就等在電話旁。她不斷告訴醫師，她很愛她的先生，請醫師務必救救先生。只要春水伯清醒時，醫護也幫忙讓夫妻倆視訊。傷心的是，春水伯病情越來越差，最後，家人不忍他受苦，希望放手、不再急救，讓他好走。「唉！」陳醫師忍不住嘆了一口氣，老人家雖然有高血壓、心臟病，但也就是每天過著樸實安穩的退休生活、跟慢性病也處得不錯，怎麼就敵不過這場疫病呢！

另一位六十八歲的阿勇伯（化名），雖然做過心臟繞道手術、脊椎也開過刀，但他平日熱愛游泳，身體向來健朗，卻抵不過新冠肺炎折磨，歷經插管、休克，還曾用了長時間的強心劑，最後做了氣切，四十多天後，氣切管成功移除時，醫護團隊開心到一起鼓掌歡呼。加護病房照顧了他四、五十天，但他幾乎處在昏迷、譫妄中，完全不記得這些曾爲他把屎把尿、分秒必爭絞盡腦汁要把他從鬼門關拉回來的醫師及護理師。

「沒關係沒關係，沒有什麼比病人救回來更重要。」看著病人從昏迷到甦醒，從四肢無力到能下床，陳逸婷及團隊們都很開心！後續在一般病房、物理治療師的照顧下，阿勇伯已能靠著助行器邁步，並在八月五日順利出院。出院這天正巧是父親節前幾日，林欣榮院長、主治醫師、護理部鍾惠君主任帶著一群曾經照顧過他的醫護，送上復健踏步機、大蛋糕、特製的病房寫眞卡片、福慧珍粥等祝福禮，一起爲他歡慶出院，也祝福他「父親節快樂」。

住院長達六十一天的阿勇伯難掩激動、淚眼道謝：「感謝慈濟醫院，是你們讓我活下來的，讓我能平安度過這個最不一樣的父親節！」

訓練有素的內科加護病房

專責重症病房成立初期，才剛看完病人的陳逸婷醫師赫然發現，怎麼有位清潔人員收完一間病室的垃圾後，沒有洗手、消毒，又去開另一間病室的門，直到全部收完，才洗手。「那這些門把，不就都被汙染了？」

一問之下，才知道那位清潔人員是來代班的，對流程還很生疏。但陳主任覺得茲事體大，把護理、感控、外包公司主管都找來開會，才得知疫情一爆發，清潔人員沒有加給、風險又高，根本沒有人肯來，只有兩、三位是原先就負責該病房的人員，但是輪三班制就顯得人力不夠了。

花蓮慈院與外包廠商協調，除了承諾加給也趕緊找固定人員來訓練。慈院的感控小組則找資深清潔人員拍攝教學影片，包括環境介紹、每日工作動線流程 SOP，讓所有新進的清潔人員也能很快上手。最後，再讓護理長實地驗收，確認都沒問題後，才能獨立進入專責病房清潔服務，以確保人員和環境的安全。

對環境清潔消毒如此敏感的陳逸婷談起，內科加護病房本來就是一個容易傳播病菌的地方。有些病人身上會有抗藥性細菌，如果醫護摸了病人沒有洗手，又去打電腦，桌面、鍵盤就會被汙染；或是幫病人照超音波後，沒消毒，掃描儀上也會有細菌，便間接傳染給下一位檢查的病人。二〇一三年，她剛接任內科加護病房主任時，爲了貫徹病房安全，強力推廣「洗手五時機（註2）」及「環境清潔消毒」，來防止病菌傳播。

她笑說，剛開始在超音波機上「貼提醒字條」都沒用，「就是要有人一直唸，我做了很久的老媽子，一直碎碎唸。」日積月累下，隨時洗手、消毒機器和桌面已成爲內科加護病房的文化，「有時，來看照會的醫師忘了洗手，護理師也會提醒。」病房內

註2

世界衛生組織提出的洗手五時機，分別為「接觸病人之前」、「執行無菌技術前」、「接觸病人血液、體液後」、「接觸病人後」以及「接觸病人環境後（如：病床、床旁桌）」。正確洗手，降低院內感染的風險。

（摘錄自衛福部疾管署）

也增設獨立水槽、獨立隔間等硬體空間，讓院內加護病房的感染率大幅降低。

當時，在環境清消方面，陳逸婷還找了總務、外包廠商、感控、護理部，一起開會，訂出內科加護病房清潔的SOP，包括清潔頻率、要用什麼消毒水、清潔步驟與方式，都詳細列出，訓練病房專屬的清潔人員，「這些清潔人員也是我們團隊的一份子，每年忘年會也都會邀請他們來參加。」

正因爲這些防護已成爲「日常」，內科加護病房的醫護移師到其他空間時，便能一眼察覺問題而即時改正。「**保持平常心不容易，但也唯有平常的持續訓練，新冠肺炎爆發，才能用在一時。**」陳逸婷說，防疫要做得好，不在立竿見影，不可能一天、兩天就突然做到滴水不漏，靠的還是「日積月累的努力」。她說，專責病房的素雯護理長也亦步亦趨地盯著以及不斷提醒同仁，大家都在努力守護醫院的安全。

睡在辦公室的那一晚

過去總是每天返家探望父母的陳逸婷醫師，進入專責重症病房服務後，一個多月沒敢去看父母。然而，這還不是最難熬的，就在她幫確診病人插管後的五、六天，她開始喉嚨痛、微微發燒。

她懷疑自己染疫，等待篩檢結果的那晚，陳逸婷怕傳染給別人，哪兒都不敢去，直接睡在辦公室裡。當時人力吃緊，她同時在照顧其他重症病人，擔心自己若是確診，會影響很多人、會不會讓整個病房淪陷……。那個夜晚特別難熬，「如果MICU（內科加護病房）停擺，那眞的很對不起醫院、對不起花蓮鄉親。」

前一刻，她與團隊還在搶救著生死邊緣掙扎的確診病人，如履薄冰。此刻，她卻被迫直視自己的「死亡」，「財務上，我都安排好了；但情感上，這是第一次面對自己可能會死。」而她還放不下罹患癌症的媽媽。

還好，最後篩檢結果是陰性。經歷了一場內心風暴的陳逸婷，終能爽朗笑談：「我訓練那麼多人保護自己，如果插個管就中標，這樣傳出去，實在太丟臉了……還好沒事啊，但思考自己的死亡，卻是很大的收穫。」

疫情初期，陳逸婷將花東各醫院所有負責胸腔重症的醫師跟東區防疫指揮官建立了一個「東區新冠重症診治」Line群組，一起討論臨床治療、疫情防守等。當時，花蓮慈院給病人的治療與用藥，同步配合國外實證研究最好的治療。感染管理控制室主任黃妙慧醫師，也協助縮短領藥流程，不必再去疾管局領藥，而能申請備藥來使用。

另外，她與團隊也從國外研究報告發現，「瑞德西韋」藥物更適用於輕、中症病人，在病毒大量複製初期，能阻斷其複製避免病情惡化，若等到重症再給藥，效果不大。他們透過「東區新冠重症診治」群組來溝通傳達，建議負責收治輕症病人的醫院提前給藥，防止病情惡化。諸如此類的治療討論，讓這個群組也成了東部防疫的「區域聯防」，大家能更有默契共同抗疫。

而在院內，陳逸婷非常佩服在第一線服務的護理師們，「有時老人家一生病會比較沒有求生意志，我們的護理師、呼吸治療師都會逗他們，勸他們吃飯，幫他們弄他們想吃的，也幫他們做復健。」在這波疫情中，花蓮慈院的醫護、中醫、醫技、感控小組等同心協力，一起照顧了十六位確診病人，其中兩位老人家不幸往生，團隊也努力讓他們走得不辛苦、讓家人能透過視訊好好告別；另外十四位安然返家，喜慶重生。從日常到無常，有時只是一瞬間，因爲一瞬悲欣，更要及時行愛。

第六章 別哭，我們都在！

又到了要看採檢結果的日子，護理師楊家嘉既期待又緊張。

一個多禮拜前（二〇二〇年三月），大林慈院送來一位年輕的確診病人小瑜（化名），她原本是到海外體驗學習的國際交換學生，因新冠肺炎疫情延燒海外而返臺。家住臺北的她，爲了方便獨自隔離，一下飛機，便前往嘉義已無人居住的外婆家，卻在隔離期間採檢確診，被送到大林慈院治療。

小瑜的病情雖屬輕中症，但當時要歷經三次採檢皆爲陰性，才能出院。護理師楊家嘉每次在電腦前要點開採檢報告時，都像在「擲筊」，多麼希望擲出陰性這個聖杯，但有時天不從人願，小瑜的採檢結果更是起伏不定。

她記得，小瑜剛進病房時，看似頗能「接受自己確診且須住院的狀態」，她每天打開筆電上網，每當楊家嘉進病房量血壓血氧、給藥時，也能如常閒聊，可是隨著時間一天又一天過去，採檢時陽時陰，小瑜的心情也跟著起起伏伏，有時甚至盪到低谷。

小瑜曾提到，在國外最想念的便是珍珠奶茶，爲了讓這位小妹妹心情好一點，楊家嘉趁著上班前去買了杯珍珠奶茶，送進病房時，向來溫文有禮的小瑜一看到珍奶，竟興奮地尖叫：「珍珠奶茶！謝謝！謝謝！沒想到妳竟然還記得！」

住院期間，偶爾遇到需協助事項，小瑜總是很不好意思的說，「可不可以麻煩妳們……」就連病室廁所裡的燈壞了，她也如此謙和請託，讓這群護理師大姊姊更加疼愛她。

小瑜好不容易通過兩次採檢陰性，她很期待這次結果，若是陰性就能順利出院了，偏偏天空飄來烏雲，篩檢報告是「陽性」。醫師解釋病情，告訴小瑜因爲又呈現陽性，還是得繼續住院觀察，小瑜也非常鎭靜地回應：「嗯，好。」但就在醫師、楊家嘉離開病室，關上厚重隔離門的那一刻，小瑜嚎啕大哭。

「啊，我聽到都想哭了，眞的很難過，該怎麼幫她啊？」楊家嘉到護理站跟夥伴們商量著。那晚，她去書局買了一張大卡片，讓大家在上面寫滿鼓勵與祝福；專科護理師林千儷則親手縫製了眼罩要給小瑜。

專責隔離病房爲了降低感染、便於徹底清潔消毒，把病室內窗簾全拆了，改貼上霧面磨砂玻璃貼紙，因此，若白天想休息時，戴上眼罩比較好睡；而微負壓病室裡有兩臺抽風機，鎮日發出嗡嗡的旋轉聲，若有耳塞會更舒服。次日，楊家嘉把大家的心意——卡片、眼罩與耳塞送進了病房，也讓小瑜一掃陰霾，溫柔的笑了。

「我們想讓她知道，她不孤單，我們都在！她只有二十出頭，大家不是只把她當病人在照顧，是把她當成自己家的小妹妹在疼愛。」楊家嘉說。小瑜似乎也把住院點點滴滴告訴了家人，護理站在她住院期間，還收到兩次她的父母從臺北寄來的謝卡。

再過六天後，小瑜終於達到第三次採檢「陰性」標準，可以出院了，醫護們都很歡喜。意外的是，小瑜後續回診時，特地帶了一大箱的蒟蒻果凍、十餘條護手霜，要送給曾照顧過她的每位醫護，她在卡片上寫著：

「雖然住院這段時間，說長不長，說短不短，但因爲你們，我改變了對人生的看法，讓我覺得這個世界充滿了愛……。」

疫情雖然隔離了人與人之間的距離，卻阻隔不了大林慈院的醫病之愛，這愛還要繼續蔓延呢。

第七章

安住病人的恐慌——妳已經很棒了！

台北慈院第四專責病房的大半夜裡，顯得很不安寧。整夜不肯睡覺的姍姍（化名），一會兒焦躁走動、一會兒不斷在床上磕頭膜拜、哭喊；一下子呼求著佛號，一下子又吼著「我不想活了」，吵到隔壁病室的病人都來向護理站求救，「能不能請她小聲一點，這樣大家都沒辦法睡覺了。」然而深夜裡，護理師的勸慰效果卻顯得非常有限。

次日一早，專科護理師陳蓁蓁穿上隔離衣裝，打開姍姍房門時，看到她整個人瑟縮在病床上，眼神恍惚，看起來既落寞又傷心。姍姍是一位四十多歲的教師，這些天來病情起伏大、全身起紅疹，讓她非常不舒服，經過昨夜躁動，一早的她就像個受傷且躲在牆角的小動物。陳蓁蓁走向她、溫柔地抱住她，輕輕搖晃：「**妳已經很棒了、妳已經很棒了。**」姍姍一聽，竟放聲大哭，哭到全身顫抖，不能自己。

陳蓁蓁繼續環抱著姍姍，讓她哭、讓她宣洩，但同時也把她拉回現實：「**妳現在在住院治療，在這個治療階段，我知道妳已經很努力、很棒了！**」

不知道過了多久，姍姍才慢慢停下啜泣聲。

陳蓁蓁緩緩問道：「妳現在有什麼想要跟我說的嗎？還是，妳現在最擔心的，是什麼呢？」原本專注在自身煩惱的姍姍，擦乾淚眼後的第一句話，竟是：「妳怎麼都不怕危險？妳這樣抱我，如果被傳染怎麼辦？」她開始擔心起眼前這位專科護理師，開始看得見別人了。

「不會，我穿了兩、三層防護衣保護著，很安全，妳放心。」陳蓁蓁說。她看到姍姍桌上有個小筆記本，便告訴她，「不然妳就試著寫下來，如果妳想要讓我們知道的，隔天我們進來時，妳來告訴我們。」

陳蓁蓁說，有些病人不太想要別人幫忙或建議，但透過書寫，也能紓解情緒與壓力。

「我眞的相信，罹患新冠肺炎的病人，那種疏離感眞的會讓人崩潰，甚至自殘。」已有十五年護理經驗的陳蓁蓁也發現，通常較高學歷的病人，對自我要求也會比較高，會覺得「我都防護得這麼好，這麼小心翼翼，爲什麼還會得到新冠肺炎？」或是「我已經那麼努力做運動了，爲什麼我的篩檢還是沒辦法過關？」等等，所以了解病人的背景，比較能找到跟她互動的方式。

「有時我們會想建議病人，你應該要如何如何，但其實病人根本不想聽。」陳蓁蓁相信，只有眞心同理病人，給他正向的回饋，才有機會，讓他慢慢的再多告訴你一點點，而每天固定的陪伴，會讓病人有信任感，漸漸的就會把他眞正擔憂的事告訴你。

當天，陳蓁蓁也與護理站的同伴們分享這個互動的歷程，並提醒：「姍姍這個階段是需要更多的陪伴。」隔天，賴昱伶護理長也穿上兔寶寶裝，進去陪伴姍姍，「聽說妳昨天哭得很傷心、很難過，想來陪陪妳，也想了解妳現在的心情。」

經過昨日陳護理師的大擁抱後，姍姍似乎卸下心防，開始說話了：「我是個幾乎用不到健保卡的人。但現在，我不只得到新冠肺炎，這兩天還全身起紅疹，很癢很癢，從背後到屁股整個都是，有些地方我還擦不到藥，不知道爲什麼會這麼嚴重，心裡眞的很害怕。」

「那我來幫妳擦藥，好嗎？」賴昱伶說。姍姍把衣服脫了，讓護理長幫她仔仔細細、全身擦藥、皮膚乾燥處則上了乳液，姍姍也敞開心來聊天了。

姍姍說，有位朋友經常來電關心她，還告訴她，得到這個病是因果關係，是因爲她上輩子做了不好的事，才遭受果報，所以希望她能上線一起參與某個宗教的共修團聚來消除罪孽，但那樣的共修儀式，讓她非常不舒服、有壓力，她卻不知道如何排解；再加上六位家人陸續染疫，她很擔憂年紀大的爸爸，情緒才如此崩潰。

姍姍還提到，她茹素三十多年，卻吃不慣

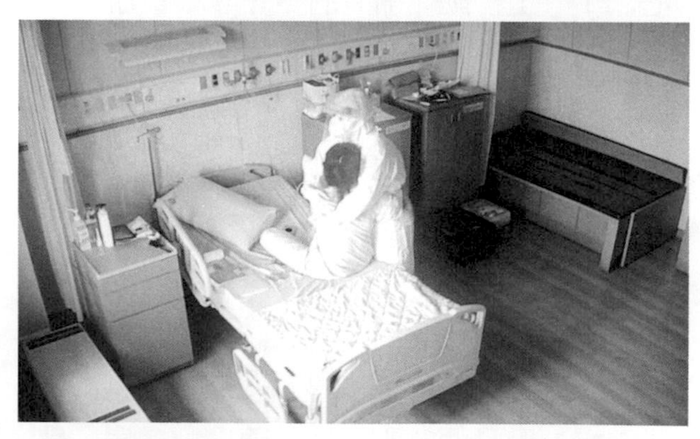

護理專師擁抱恐慌無助的確診病人，安撫她失序的心。
圖／台北慈院

慈濟醫院的素食，加上份量大、吃不完，常常倒掉，浪費食物讓她很難受。原來姍姍平時只吃原形食物，蔬菜只簡單燙過，不加鹽、不加油，吃得非常清淡，於是護理長央請營養師幫忙特製餐食並且減少份量，解決了姍姍的難題。

那天，賴昱伶還跟她聊起吃素的因緣。姍姍說，小時候鄰居家裡養豬，每次豬隻要拖出去被宰殺時，總會發出淒厲的慘叫聲，她曾目睹豬隻因爲不想被拖走，就死命跪著，讓人拖不動；每每聽到豬在哭嚎，姍姍也越來越難受。後來，她跟爸媽央求，「我們可以不要吃肉嗎？」爸媽雖嚇一跳，但也因爲孩子的悲心，全家開始吃素，一吃便超過三十年。

賴護理長就這樣穿著層層兔寶寶裝、戴著N95口罩、面罩等，跟姍姍聊了一個小時。問護理長，妳應該早已全身汗濕、呼吸也悶得難受吧？「嘿，她終於肯開口了，我當然要把握這難得的機會啊！」賴昱伶說。

找出問題，才能對治。後續，身心科醫師也來共同協助，這群第一線的護理師、醫師，如同大隊接力選手，一棒接一棒，只管全力衝刺、不漏接地照護病人。事後，姍姍曾分享：「被擁抱的當下，我的難過、我的感受，那位護理師好像都懂、都能接應。」她也在出院後，畫了兩幅畫，分別送給賴護理長和陳蓁蓁。給陳蓁蓁的那幅畫中，是一位身穿防護衣、戴著防護帽與口罩的護理師，緊緊擁抱著一位哭泣的小女孩。

姍姍在畫作背後寫上：

「當時的擁抱和撫慰，

給了『確診者』很大的支持和力量，

感恩您的勇敢。

雖然出院，但有少許知道的人，

還是會怕『我們』……，

所以，無盡的感恩！

○○○ 上」

這個禮物給了陳蓁蓁極大的鼓舞。陳蓁蓁是慈濟護專第一屆畢業生，在進入專責病房前，她告訴兩個孩子：「把媽媽借給醫院兩個月，我再回來做您們的媽媽。」她以身教告訴孩子，只要病人有需要就該挺身而出，看到病人展露微笑、走出醫院，任何困難都不是困難！

第八章 妳的臉色怎麼比病人還差

「我已經很多天沒有洗澡、洗頭了，妳可以幫幫我嗎？」台中慈院專責病房裡，一位七十多歲的阿嬤，因為插管無法言語，寫在紙上，央求著護理師李庭貞。

「可以，但是要讓我先準備一些用品，再進來幫妳洗澡喔。」

再次進入加護病房獨立病室的李庭貞，拿著臉盆，盛裝溫熱的水，以些許沐浴乳幫病人仔細濕洗、再擦拭。因為洗手臺在隔壁，每每來回換水時，怕病人冷，她先用毛巾幫病人蓋好，等取回溫水再行擦拭。洗完澡，先幫阿嬤穿好衣服，緊接著又換水，在臉盆中幫阿嬤洗頭。

阿嬤無法言語，不斷點頭感謝，比手畫腳地要護理師拿包包給她。沒想到這位阿嬤竟從包包裡拿出錢來，執意要給李庭貞，但庭貞婉拒了，「眞的不需要，這些都在我們的工作範疇（該做的），不要客氣。」阿嬤急了，要來紙筆寫著，「不行，去外面洗頭也是要給錢的，何況我現在生病，讓妳們更麻煩。」

李庭貞幫阿嬤把錢放回包包，阿嬤又寫著：「那我出院後一定要包個紅包給妳。只有妳願意幫我洗頭。」

「那是因爲妳之前狀況危險、不穩定，沒辦法洗啊！今天輪到我值班，剛好您也好轉了，才能洗澡洗頭。」

李庭貞是位入行已超過二十年的資深護理師，她說，「如果今天躺在病床的人是我，我也希望能被如此照顧吧。」她認爲在新冠肺炎確診者的照護上，「滿足病人需求，或許比起治療，更爲重要。」因爲當需求沒被滿足時，容易處在心情低落的狀態，對病情無益，所以只要病人有需要，大家能做到的，都盡量去做。

只是那回，當李庭貞走出病房、卸下防護衣、換裝來到護理站後，同事看到她，忍不住驚呼：「妳怎麼了！妳的臉色怎麼比病人還差？」

原來她穿著密不透風的層層防護衣，戴著N95口罩加上防護面罩，竟然整整待在病房兩個多小時，一般人只消半小時，便汗流浹背、全身濕透了，更何況超過了兩個小時。李庭貞說，「看到阿嬤洗完澡後，那種舒服的神情，也覺得值得了。沒事，休息一下就好了。」

第3部

疫情下的特殊醫療與照護

第一章

搶救插管重症孕婦——母子均安

這個夜晚，並不安寧。臺灣單日新增確診病例已逼近六百人。已懷孕三十二周的小憶（化名）確診了，渾身不適，救護車載著她，問了好幾家卻找不到能夠收治她的醫院，「那我們到橋的另一邊，去台北慈濟醫院，可以嗎？」救護員問道。

「現在，不是我選醫院，是醫院選我。只要有醫院願意收我，我都可以。」小憶上氣不接下氣，一邊喘著，一邊說著。

不久後，台北慈院新冠肺炎專責病房的護理長陳美慧，告訴同仁們：

「等一下，有一位確診孕婦要過來

喔！」

這間病房是台北慈院在短短一周內，隨著確診人數不斷暴增，而增設的第四間病房，共有二十三間獨立病室。

「天啊！院長眞的是很看得起我們……」「阿長，我們沒照顧過孕婦啊……」一名年輕護理師說。她們原本是照顧腦神經復健病房的護理師，與孕產婦的照護，可說是天差地別。「沒關係，我們一起努力。」美慧阿長說。

同一時間，儘管即將邁入深夜，黃思誠副院長依然緊急找來婦產部的張銀洸主任、邱筱宸醫師等，啓動一場深夜的會議。很多治療新冠肺炎的藥物，包括免疫抑制劑跟抗病毒藥物，在孕婦身上是否安全，團隊打了很大的問號。用藥成了難題；而產婦危急，恐怕得插管，又要監測寶寶隨時準備出生的各種可能性，得趕緊與病人家屬溝通。偏偏一家人各自隔離的窘境，夜裡連繫不上產婦的先生。

小憶送來時，不僅高燒、咳嗽，呼吸非常急促，併有肺炎重症，症狀來得極爲凶猛。眼看著她可能面臨隨時插管的處境，專責病房裡，所有醫護同仁繃緊神經，不敢怠慢。原本白班的護理師，下午四點就該交接下班的，卻自願留下來幫忙，一看到小憶送進病房，更不敢離開了。

「那位送來的媽媽非常可憐，她的狀況很不好，我怕我們白班的人一下班，小夜班會忙不過來。」劉怡秀護理師說，她們已經將小憶的氧氣調到最大，血氧濃度依然不足，再惡化就得插管。而一般插管只要找麻醉科醫師、內科醫師來執行即可，但因爲是孕婦，要找婦產科，如果要緊急剖腹，又要找小兒科，麻藥的使用也必須特別謹愼。

小憶一旦插管，必須轉到專責加護病房；然而，那個夜晚只剩一床空出，眼下卻已有好幾位插管病人，正在等待這個床位。林雙金醫師特地過來看了媽媽，他得決定，哪一位病人最需要這個床位。

這是個困難的抉擇。「林醫師眞的很給力，他說，媽媽絕對不能走，一定要救起來！媽媽跟孩子都要救起來，一個也不能少！」護理師劉怡秀轉述。所幸，小憶的病況沒有持續惡化，評估後尙可撐到明天，不須即時插管也不必立即轉至加護病房。

專責病房要幫孕婦監測胎心音，但這群原本照護腦中風病人的護理師並不熟悉，也不知道如何判斷數據，還好小夜班的劉曉蓉護理師曾待過兒科病房，由她來協助照護的重責大任。

這個緊急的夜晚，白班的護理師，直到凌晨一點，才安心離開。小夜班的曉蓉護理師，則一路陪著大夜班的同伴們，待到次日清晨才返回防疫宿舍。

如果只能救一個，請救我的孩子

當邱筱宸醫師穿著全套防護衣，進入專責病房為小憶掃描超音波時，小憶忍不住問了醫師：「我……會……不……會……死掉？」

小憶龐大的恐懼，仍讓邱醫師愣了幾秒，才答：「不會啊，我們這麼努力照顧妳，不會有這種情況發生，妳不要擔心。」

其實小憶問這話時，已經非常、非常地喘，喘到幾乎沒辦法完整講完一句話了。她的雙側肺部已嚴重浸潤，呼吸更顯急促，那是感受到死亡迫近的恐懼。然而，為母則強，儘管害怕死亡，媽媽仍充分表達了，「如果只能救一個，請先救我的孩子！」

醫療團隊建議她，恐怕得先「插管」，小憶一時間無法接受，還得再想想。為了保住產婦及胎兒，團隊得趕緊跟小憶及她的先生召開醫療團隊視訊會議，他們跟時間賽跑，要在最短時間內取得病人與家屬的信任。

於是，楊緒棣、黃思誠兩位副院長帶著婦產科、小兒科、胸腔內科、麻醉科、感染科、專責病房等十幾位主治醫師、護理師等，與小憶及她的先生，一起視訊會議。

「我們一一自我介紹，要讓家屬信任我們，知道我們陣容堅強，這很重要。」邱筱宸醫師說。

「為什麼需要插管，那不是很嚴重才需要嗎？」「要插多久？」「小孩生出來後，我太太還要插管嗎？」「寶寶會感染嗎？」「我可以請人到醫院陪她嗎？」這些問題在醫護團隊的耐心回應下，一一得到解答，夫妻倆慌亂恐懼的心也逐漸平復下來。

在團隊詳細說明醫療規劃後，小憶終於同意插管，也將自己放心地交給醫療團隊。小兒科趙露露醫師，把話講得很清楚，「早產的寶寶體重輕、肺部還沒長好，真的不敢保證，唯一能保證的是，我們一定盡全力來照顧寶寶。」

醫護團隊得知小憶對於孩子出生時不能陪在身邊照顧，感到愧疚與遺憾，也鼓勵她，雖然必須先隔離、不能抱孩子，但是可以先錄製一段話，讓團隊放給小寶寶聽。

「我是媽媽，很開心跟你相處了三十幾周之後，你現在要準備要出來了喔！我跟爸爸都很開心……

雖然你一落地來到這個世界時，媽媽沒有辦法及時看到你，但你要好好地長大……，相信不久的將來，我們一家人就可以團聚了。」

因為喘，媽媽擋不住微微顫抖的聲音與緩慢的語速，卻絲毫不減損那份飽滿的母愛。

手術前的緊繃

五月二十七日，團隊為確診插管的孕婦進行緊急剖腹產，這是臺灣第一例新冠肺炎確診孕婦的剖腹產手術，手術前，團隊不斷沙盤推演。幸運的是，台北慈院在楊緒棣副院長統籌下，二〇二一年三月已超前部署，建置了「負壓前室的正壓手術室」，這個由衛福部經費支持下設立的開刀房，內部以正壓模式將帶有汙染的氣體排出，開刀房四周廊道則裝設負壓環境，被汙染的空氣即可透過排風器攔截、過濾並置換出去。

從世界的研究統計來看，孕婦感染新冠肺炎後的併發症與死亡率都是常人的數倍，心血管、免疫系統等組織的負擔都加重，還要擔心血栓風險。而懷孕三十二周的小憶，橫膈膜已被推升，使得肺部較難擴張，醫療團隊擔心她呼吸狀況會迅速惡化，也擔心早產的寶寶，肺部尚未發育完全，會不會也要插管？團隊不斷演練剖腹產手術的每個細節與各種可能性。

手術當天，由張銀洸主任主刀、邱筱宸醫師共同協助。開刀房的醫護團隊們穿了四層的防護衣，光是穿完就已大汗淋漓了，剖腹產手術室的溫度又不能太高，加上層層口罩、面罩，眼鏡難免有點起霧，行動也備感受限。

張主任依然快狠準的迅速讓寶寶離開母體，母子均安，團隊非常欣喜！媽媽與寶寶從手術室分別送往不同加護病房，寶寶立刻由小兒科團隊接走，在隔離病房照護著。可喜的是，在寶寶出生二十四小時、四十八小時，以及一周後採檢了三次，皆是陰性！

寶寶出生後，醫療團隊就能毫無顧忌地給予媽媽藥物等治療，媽媽四天後成功拔管，「整個團隊都很開心、很感動，這個關卡，我們又一起跨過了。」邱筱宸說。

我染疫了嗎？

然而，就在手術後的第三天，邱筱宸醫師竟然發燒了，疑似感染新冠肺炎的症狀讓她嚇壞了，因爲還在工作崗位上，怕因此傳染給其他同仁。她立刻通報黃副院長並在團隊群組告知，請大家提高警覺。趙有誠院長下令所有團隊成員全部篩檢，且第一次篩檢完的四十八小時後，再進行第二次篩檢。

等待篩檢結果的那二十四小時，是非常難熬的，邱筱宸說。因爲就在此時，她發現，自己懷孕了！她壓力更大，更擔心被傳染，「怎麼會那麼剛好，偏偏在這個時間懷孕了呢？」準備著隔離背包的同時，她不斷自問著。

病人進行手術的前一晚，曾請爸媽爲病人祈禱、爲手術祈禱的邱醫師，此刻卻不敢讓父母知道她的發燒與擔憂。

前後煎熬了三天，終於等到兩次篩檢結果出爐，都是陰性。邱醫師終於卸下心中大石，鬆了口氣。這才回想起，自從得知要照顧確診孕婦以來，她幾乎夜夜難眠，一來擔心產婦狀況不穩定，即便夜晚，手機上醫療團隊群組裡的往來訊息從沒停過；再者，她不斷地思考，是否還有哪個環節漏掉了，還有什麼該做卻沒有想到等諸多思緒，腦子始終停不下來。或許是連日來睡眠不足、壓力大才導致發燒。

回述這段經驗的邱筱宸醫師，是一邊擦著不斷湧出的淚水，一邊說著過往，像是釋放著累積已久的情緒。她的眼淚無比晶瑩清澈，無比美麗。

但願我們永遠不要忘記，有多少醫護在勇往直前迎戰時，並非毫無恐懼，而是把救護責任扛在肩上的使命，已遠遠超越了恐懼。他們把這份使命當成自己生命的一部分，勇敢守護著病人，也守護著臺灣。

我比我自己想像的，還更勇敢

邱筱宸醫師則越戰越勇，即使懷著六周的身孕，很快的，她又接下了第二位確診孕婦的照護，儘管她的先生非常擔心。「我告訴先生，病人如果需要，我覺得我應該要去做，我想堅持做對的事，不想讓自己後悔。至於我的寶寶，我想他沒問題的，他會理解我、陪著我。」邱筱宸說，她很感謝先生雖憂心卻仍一路支持著她。

有了上次的經驗，這回邱醫師一接到照顧之責，第一時間便主動聯繫產婦的先生，詳細說明產婦狀況、做了哪些檢查，後續將安排醫療團隊會議等，也一一解答了家屬的疑慮。第二位確診孕婦，懷孕三十四周，危急狀況同樣需要插管、剖腹產，這次則由邱筱宸醫師主刀。

因爲確診產婦插管、全身麻醉，更需抓緊時間，越快越好，以免麻醉藥會透過胎盤傳給寶寶，所以要搶速度。醫院也提供了更先進的「動力濾淨式呼吸防護具」（PAPR）面罩，讓開刀不再有起霧的問題。手術當天，邱筱宸在著防護裝備時，楊緒棣副院長在旁關心：「穿戴一定要完整，脫這些裝備時，不要心急，不要汙染到。」老將黃思誠副院長則在邱醫師進手術室前，提醒著，劃開傷口要一次到位，夠準確就會快。

邱筱宸醫師不負眾望，短短五分鐘便讓新生兒脫離母胎，整場手術約四十分鐘，母子均安。產婦在三天後成功拔管，身體恢復得很快。

邱筱宸則說，她比自己想像的更勇敢，而主要的定心丸，是團隊合作的力量，「**如果是一個人，會自我懷疑，我真的做得到嗎？可是當大家一起往前走時，就會覺得，即使前面有一道牆擋著，我們也能一起把它推倒，跨越任何困難。這次我感受到醫護團結的莫大力量，就算疫情再恐怖、再困難，我們還是可以擊退它的。**」

兩位產婦以及她們的家人，一再感謝所有婦產、兒科、麻醉、專責病房等醫護團隊。小憶和先生前來迎接小寶寶出院時，更送上紅包要捐給慈濟，希望能再幫助其他類似的病人。他們也在寶寶滿月時，送上一箱箱知名糕餅店的太陽餅給每位醫護團隊成員，分享生命的喜悅。小憶說：「他們（醫療團隊）讓我覺得能在這裡（台北慈院），是很幸運的一件事！」

第二例的新手媽媽與爸爸則算準了邱筱宸的門診時間，特地趁著帶寶寶回診時讓邱醫師看看，一家人一再感謝她與慈濟醫療團隊的救命之恩。

台北慈院在疫情高峰期一共收治了五位孕產婦，皆平安出院。走過這一遭，邱筱宸說，病人的信任帶給她很大的力量，「只要有心，想替病人做的事，就能做到。」疫情的考驗，也讓邱筱宸對醫院、對團隊及對自己，更加有信心。特別是從她成為住院醫師到主治醫師這一路以來台北慈院的栽培，她很感恩沒有辜負這漫長的訓練，「讓我對未來也變得更有想法，會覺得自己的肩膀可以承擔更多。」

第二章 給小寶貝的愛

之一 除了溜滑梯 什麼都給妳

八月初，護理師朱涵妮前往大林慈院停車場接確診病人時，嚇了一跳。救護車裡，竟然只有一位五歲的小女孩，獨自跳下車來。「怎麼沒有家人陪妳，妳會不會害怕？」涵妮看著資料上寫著母女同來，忍不住問了小女孩。

「不會。」小茹（化名）答。年紀雖小，卻顯得相當鎮定，她依照護理師的安排進入病房，沒有吵著「要找媽媽」；就連護理師幫她抽血、放置軟針時，告訴她「不能動喔」，她也非常配合。一般小病童聽到要打針，總是害怕掙扎，有時還上演全武行，得緊緊抓抱著哭鬧的孩子，連哄帶騙才能完成任務。但是小茹不一樣，她不哭不鬧不喊疼，直到扎針後，眼角才默默地流下淚來。

原來小茹媽媽先被篩出確診，前天已被送到大林慈院，相隔一天，小茹才被送來，院方也迅速安排母女同住一間病房。然而小茹的冷靜、勇敢，早已傳遍護理站，大家更把她當寶貝般照顧著。

這梯次的確診小病人，除了小茹，還有另一對母女，孩子只有十個月大。護理師楊家嘉趕緊向社工師求助，「有沒有什麼可以提供給五歲和十個月大女孩的益智玩具或是繪本什麼的？」楊家嘉擔心孩子即將在病房待上好一段日子，會太無聊，若吵到媽媽沒得休息，肯定影響病情。

初進病房，楊家嘉探問小茹，妳在學校最喜歡玩什麼呢？小茹說，溜滑梯啊。「可是我變不出溜滑梯，那妳還有沒有喜歡其他的？」

「我喜歡畫畫。」小茹答。

「好喔，這好辦！」

護理師原先想募的是二手玩具或繪本，但沒想到，隔天一早，社工師王淑鈴竟帶來全新且用心挑選的粉紅豬佩奇著色本、彩色筆、蠟筆、紙黏土等玩具要給五歲的小茹；還挑了彩色甜甜圈造型的固齒器，要給十個月大的芸芸（化名），且全是她自掏腰包採買的。王淑鈴也有個一歲大的女兒，聽到小朋友確診特別不捨，一下班便去挑玩具，好讓小小孩住院期間能消磨時間，家長則能喘口氣。

小女嬰芸芸仍需喝沖泡牛奶，朱涵妮護理師從自家帶來快煮壺送進病房，方便媽媽隨時煮水。楊家嘉說，還有位護理學妹一聽說有「小病童」，便去夾娃娃機夾了兩隻唐老鴨絨毛玩偶，讓他們送給兩位小小孩。十個月大的芸芸抱著幾乎跟她一樣大小的唐老鴨，笑得開心；媽媽說，這是她人生中第一個玩偶，很感謝醫護團隊！不愛吃飯的小茹則在乖乖把飯吃光後，也獲得小唐老鴨，每晚抱著入睡。

護理師們還發揮創意，大家面紅耳赤地吹起防疫橡膠手套，把手套變成氣球，再把紅膠帶黏在手指處當成雞冠、黃膠帶貼黏成雞嘴，在圓滾滾的兩側畫上翅膀，前方加上圓亮亮大眼睛，就成了「大公雞」造型氣球，讓小茹和芸芸拿到時，又驚又喜。

待在醫院的時間總顯得特別漫長，小茹很快地畫完著色本，護理師朱涵妮趕緊上網找圖案，熬夜爲她特製專屬繪圖本。隨著一日日熟識，小茹每天都很期待護理師姊姊進病房，總是盯著時鐘，不斷問媽媽，「姊姊爲什麼還沒有來？」一見到護理師進門，便迫不及待拿著畫圖本分享本日最新傑作。楊家嘉看著小茹總是在「著色」階段，便鼓勵她：「那妳來畫我，試試看。」

「可是沒有圖案，我不會畫。」

「可以，妳可以，妳畫畫那麼厲害，妳一定可以。」

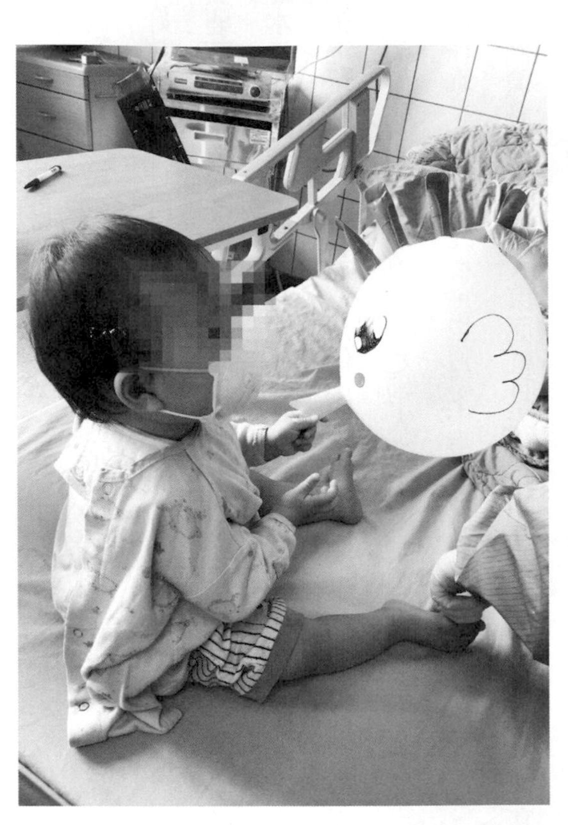

大林慈院護理師利用手套，自製成公雞氣球，安撫八個月大的確診孩子。圖／楊家嘉提供

沒想到，這鼓勵一發芽，小茹竟然開始畫出人物！住院期間，她畫出各種人物，有長髮、短髮、有高有矮、還有穿裙子的，她突飛猛進，不再需要著色本了，連媽媽都驚嘆。

終於盼到即將出院的曙光，小茹卻難過地跟媽媽說，「媽媽，我很想要出院，但是出院後就見不到姊姊們了，怎麼辦？」她頓時陷入兩難。媽媽把小妹妹的心聲告訴護理師，家嘉安慰小茹：「妳要平平安安出院啊！出院後，妳們還會回來看醫師、回診，到時候我們再見面！」

楊家嘉得知小茹喜愛蠟筆小新，找了其他護理師一起合資，上網買了蠟筆小新套組，有小背包、水杯、碗、筆記本、筆、隨身酒精罐等送給小茹，小女孩超開心，楊家嘉卻別有用心。因爲小茹媽媽曾告訴她，妹妹不愛喝水、不愛吃飯，所以家嘉跟小茹約定，「妳喜歡蠟筆小新對不對，可是妳要答應我，收到後，要常常用它，OK嗎？每個禮物都有意義喔！妳看到水杯時，要多喝水；拿起筆，就可以畫畫寫字，以後上學要認眞喔；小背包讓妳把所有文具放裡面；出院後，有蠟筆小新的碗陪妳吃飯，要多吃點喔。」在距離出院僅剩的那兩天裡，小茹連醫院便當裡的飯，都要裝到心愛的

「小新碗」裡吃呢。

小茹和媽媽出院後，護理師持續電話追蹤關懷，也問小茹有沒有乖乖吃飯、喝水，媽媽說，「有喔，提ㄉㄧㄠˇㄉㄧㄠˇ（臺語，緊緊拿著），上學還要帶去學校，裝水、吃飯都一定要用蠟筆小新的杯碗。」讓護理師們大呼，眞是値得了。

又過了一個多禮拜，小茹和媽媽回診那天，陳信均醫師在防疫病房Line群組中放送：「**妹妹回診嘍！說很想妳們喔，趕快出現吧！**」專責病房清零後，四位還在休假的護理師們，立刻放下手邊事，火速衝回醫院，「因爲要當妹妹的榜樣，答應了，就要說到做到，兌現我們的承諾。」楊家嘉說，那天

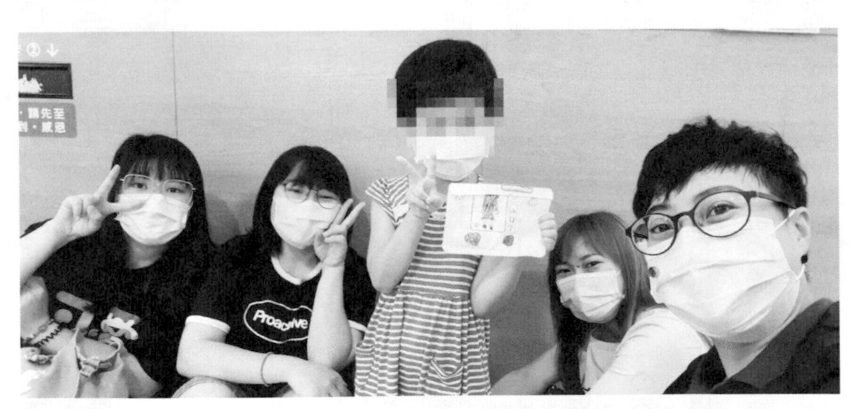

曾住專責病房的小妹妹和媽媽出院後回診了，小妹妹想念護理師姊姊們，儘管專責病房清零後這群護理師正巧都在休假，卻依然立刻趕回醫院和小妹妹相見歡，「我們答應過她的，要說到做到。」楊家嘉說。圖／大林慈院

也是小茹和媽媽第一次看到大家的廬山眞面目；之前在病房，醫護包得像太空人般，小茹只能憑藉著每位護理師的眼鏡來認人、記名字。這回終於見到姊姊們本尊，還能一起合照，開心極了。

那天，護理師們也意外遇到芸芸一家人回診，「整個相見歡，超開心！」楊家嘉說，只是沒有穿上隔離衣帽，十個月大的芸芸竟認不得姊姊們，眼神充滿怕生的恐懼，完全不讓抱。沒想到，芸芸只認穿上隔離衣的她們，護理師們笑說，「走啦，我們去換隔離衣，這樣妹妹才會讓我們抱！」

之二

看到玩具就笑了！

台中慈院專責病房裡，四歲的小彬彬（化名）看到護理師拿著篩檢棒便哭了。每次篩檢要捅喉頭時，他都怕到哭出來，連大人都會不舒服，更何況小小孩。採檢的護理師哄著他：「阿姨知道你痛痛，等你做完，阿姨拿個玩具給你，好不好。」常常他眼淚還掛在臉上，但一看到玩具，瞬間就笑了！

小彬彬是因爲校園群聚傳染，和媽媽一起入院的。副護理長廖唯欣說，第一天看到他在病室裡套著媽媽的外套在玩耍，挺活潑的，也替他高興。但是怎麼到了第二天，他還是穿著媽媽的外套跑來跑去，廖唯欣很怕他踩到衣服而跌倒，後來看到媽媽也穿著輕羽絨衣，才恍然大悟，「啊，可能是病房太冷了。」跟媽媽一聊，才得知，他們被通知要住院隔離時，根本來不及準備衣物，只能匆匆抓幾件衣服就來了。

回家後，廖唯欣跟兩個孩子分享，「你們雖然會覺得疫情讓你們沒辦法出去玩、不太開心，但是媽媽照顧的病人中，有個小男孩只能待在一個房間裡，他甚至連想要看任何電視節目都不容易，也沒有玩具可以玩。」唯欣還問了小兒子，那位小男孩在病房裡會冷，「那你有沒有什麼想要分享給他？媽媽拿一件你的外套給他保暖好嗎？」兒子不假思索的說：「好啊！」

廖唯欣的女兒七歲、兒子四歲，兩個孩子七嘴八舌地問起：「媽媽，那他幾歲？」於是開始找玩具要送給小彬彬。再隔幾天，七歲女兒說，「媽媽，我們今天又畫了一張卡片，要幫他加油。」唯欣笑說，那陣子，她的任務就是把孩子要送的玩具、卡片帶去醫院給小彬彬，小彬彬每次拿到禮物都笑得眼彎彎。「我一直希望我的孩子是個有愛的孩子，只是他們這麼小，也不知道他們到底懂不懂，但是透過這次互動，我看到孩子學會分享、主動付出，是非常感動的。」

「小彬彬和媽媽平安出院那天，身上穿著的就是兒子的外套，他跟在媽媽後面，揮手跟我們說拜拜那一刻，眞是欣慰！」廖唯欣說，也許在外界看來，醫護很辛苦，事實上也是如此，但這就是我們的天職。辛苦之外，還能再多做些什麼，換來病人的燦爛笑容，正是她始終相信的「幸福之處」。

之三

把病房變成「遊樂園」

台北慈院的專責病房裡，八歲的小琪（化名）又在床上翻來覆去，「媽媽，我肚子不舒服，有點痛。」媽媽告訴護理師。醫護探查後發現，因爲小琪不是躺著就是坐著，太少活動而使得腸蠕動變慢，容易脹氣、便秘、不舒服。

小琪一家人都染疫，她和媽媽屬於輕症，送來台北慈院；爸爸和哥哥則送到另一家醫院。何佩柔護理長與醫護們爲了讓不愛活動的小琪多走、多動，無不絞盡腦汁。

護理師許斐粧爲了鼓勵小琪多運動，跟她相約，只要每天上午、下午、晚上，都繞著房間走五圈，就有小蛋糕。小琪還眞的做到了，許斐粧也親手自製了像太陽花般的水果巧克力蛋糕，送進病室。其他護理師們只要一進病房，也會爲小琪梳綁各式髮型，讓她充滿期待。

護理師江曉貞則爲小琪特製了一整套「套圈圈遊戲組」，她把十二罐回收的礦泉水瓶，洗淨、消毒、裝水；將回收的牛皮紙袋捲成一個個中空的圓圈圈。她趁著下班後，進到小琪的病室，等距離擺好矩陣狀的瓶罐水，遞上數個圓圈圈，瞬間把小琪病房變成夜市裡的遊樂園，陪著小琪又笑又叫的「套圈圈」。

曉貞原本設定半小時的「陪玩」時間，因爲穿上層層隔離衣又熱又悶，不宜久待。只是半小時後，曉貞要離開時，小琪卻央求：「不，拜託再陪我玩一下嘛！」

陪玩了整整一個小時，曉貞的汗水已經滴到眼睛，又刺又辣；面罩也滿是霧氣、看不清，爲了防疫也不能拿下面罩口罩來擦汗、揉眼睛；但看到小琪難得那麼開心地跳動著，媽媽還在一旁錄影，小琪特地跟住在其他醫院的爸爸哥哥視訊，把曉貞介紹給家人認識，讓他們看套圈圈遊戲。「雖然有點不舒服，但看到妹妹這麼開心，眞的很值得！」護理師離開後，小琪畫畫、做卡片，國字夾雜著注音，寫上感謝，還搬了張椅子坐在門口痴痴等待，要等護理師姊姊再進來時，親手送上卡片。

江曉貞不只幫小琪特製玩具，還幫另一對六歲、八歲的確診小兄弟特製了一個「投球籃框」安裝在病室內，讓好動的小兄弟投籃。小兄弟看到籃框和小球時，「哇！」

聲連連的驚叫著，開心極了，投得不亦樂乎。住院期間，小兄弟曾更換病房，團隊只得把籃框撤除，他們出院前夕卻念念不忘籃框，拜託著：「可以再做一個籃框給我們嗎？」當然好！江曉貞利用回收紙箱、紙袋，再做了一個「進階版籃框」送給他們當出院禮物！

每個周末的快樂兒童餐

這段期間，有多位小病人被送進台北慈院，社會服務室主任吳芳茜在周末這天，跟營養師李盈瑩商量，「我們今天要不要來弄個『快樂兒童餐』，給他們來點不一樣的？像是義大利麵，加上薯條、可樂和布丁？」

「可樂，很犯規喔！」李盈瑩說。

「沒關係啦，周末一餐而已，讓孩子開心一下嘛。」

當吳芳茜自掏腰包的「歡樂兒童餐」送進各個有小病童的病室時，孩子們都驚叫了，哇，薯條！可樂！布丁！到了下個周末，換營養師李盈瑩主動聯絡芳茜，「那今天是不是也要『快樂兒童餐』？」兩人哈哈一笑，當然要！她們倆自掏腰包，又把披薩、奶茶送進孩子們的病室。李盈瑩還笑說，「要做善事，老天都會來幫忙。」那天她買奶茶，剛好遇到第二杯半價呢。

小琪的哥哥，看到妹妹一下有蛋糕、玩具、套圈圈；一下還有披薩、薯條、可樂，也吵著要轉到妹妹的醫院治療。最後一次採檢時，小琪竟然希望病毒不要那麼快離開，Ct值可以低一點，「這樣就能繼續住院了」，搞得媽媽又好氣又好笑。

終於等到要出院這天，小琪卻顯得悶悶不樂，還跟媽媽說她不想回去呢！在大家溫馨祝福下，母女還是平安歡喜出院了。

只要有心，病房也可以成為孩子最難忘的遊樂園！

照顧一百零四位確診孩童

二〇二一年五月到八月底之間，台北慈院及其負責的新店加強版防疫旅館，總共照顧一百零四位像小琪這樣的病童，「臺灣這波疫情也不過約一千位兒童，台北慈院就收治了十分之一。」台北慈院感染管制中心副主任、同時也是兒科部主治醫師的吳秉昇說。

這當中，最小的不過兩個月大，最大的十七歲，年齡的中位數是八歲；百分之六十無症狀，百分之四十有症狀者多爲輕症，除了三歲的小美（化名）外。小美是和媽媽是一起住進醫院的，後來病情惡化，高燒了三、四天還很喘，吳秉昇醫師一天進去病房好幾次，因爲擔心小美罹患兒科罕見疾病「MIS-C 多重系統發炎症候群」。這是兒童感染新冠肺炎後可能引發的嚴重發炎反應，尤其是心血管系統，雖然此病不常見且鮮少在東方人身上發病，但吳秉昇絲毫不敢大意。

三歲的女孩血管很細，吳秉昇與護理師戴著 N95 口罩加防護面罩，血管怎麼看都看不清，加上雙手戴著橡膠手套，再厲害的護理師也很難打上一針。於是，又趕緊找了兒科護理師進來幫忙，總算成功。「我們很擔心她病情惡化，甚至一度聯繫了加護病房。」吳秉昇說，每次進病房，小美的媽媽總是把她抱在懷裡，雖擔心但十分冷靜。小美的爸爸則因北病南送，被隔離在豐原的檢疫所，吳醫師在電話中向爸爸解釋病情時，小美的爸爸聲淚俱下、哭到難以自己，因爲當時除了女兒身陷險境，他的年邁母親（小美的奶奶）同樣在台北慈院插管急救，如果沒有被隔離，他多麼想衝到醫院看看自己的媽媽、女兒。吳秉昇只能安慰著小美爸爸，「孩子的部分，請你先別擔心，我每天都會打電話告訴你病情……」

所幸，小美在不斷的水分補充及治療下，燒退了也好轉了，媽媽還寫了感謝信給醫護。更欣慰的是，小美的奶奶也順利拔管、康復了，全家人一再表達對台北慈院的感謝。

救治背後，全院一心

病童及家屬的笑容讓吳秉昇回想起疫情最高峰的五月天。

疫病蜂擁而至的五月中旬，台北慈院急診的戶外篩檢站大排長龍，整天都在篩檢病人，確診陽性率高達百分之十，社區感染已相當嚴重。同時擔任感染管制中心副主任的吳秉昇說，「那時我們的專責加護病房、一般專責病房已經全滿了，但是要床的電話一直來，當下才體會到爲什麼海外疫情嚴重時，會說出『把機會讓給年輕人』這樣的話。」

趙有誠院長立即指示，「加開病房，盡全力收治病人」。感管中心曾經以「感染管制」立場表達：「一下子收那麼多病人，萬一發生院內感染，怎麼辦？是否能先求照顧到全院安全，再慢慢地來擴充量能。」但是趙院長不能等，因爲需要幫助的病人太多了，他們沒地方去！

感染管制中心的詹明錦組長幾乎二十四小時都在接電話，求救電話沒有停過。於是，台北慈院不斷加開病房，整整擴充了五倍的病床數（註1）（加護病房三十三床，一般專責共一百三十八床）來收治病人，甚至有間專責病房是半天內成立的，當時趙院長評估，「不行了，要趕緊再開12B病房！」他們跟時間賽跑，能多救一個是一個。那波疫情，台北慈院投入五分之一的人力進專責病房；護理部更高達百分之三十的人力投注其中。疫情高峰期，吳秉昇每天早上六點起床，晚上九點離開醫院，夜裡經常要接各種緊急詢問電話，雖然辛苦，他更感受到全院團結一心的使命。

「沒想到，我們眞的這樣做之後（意指不斷緊急加開病房），也挺過來了。」吳秉昇說，事後回看，他非常佩服趙院長鋼鐵般的意志及領導，「爲了加開病房，幾乎全院一心，工務、總務、醫護，連公傳室、企劃室等，所有人都來幫忙，大家不分你我，很有效率的把專責病房、防疫動線、海報等迅速設置到位。」甚至後續照顧病人都毫不馬虎，團隊精神讓他體會「事在人爲」的強大。

如今看到這一百零四位孩童，一一康復返家；台北慈院雖收治那麼多病人，卻沒有發生任何院內感染，讓吳秉昇深信**「只要是做對的事，心懷戒慎的努力，老天也會來幫忙！」**

註1

五月十五日雙北三級警戒時，整個新北市開設的專責病房數僅有二百六十四張病床，包括台北慈院預備的專責加護病房九床、一般專責病房二十四床。隨著確診病人一天三、四百人到五、六百人暴增，新北市市長侯友宜號召全市十八家急救責任醫院盡速擴充病床。從五月中旬到下旬，短短三到十天之間，台北慈院專責加護病房床數已陸續擴充為三十三床；一般專責病房則擴充為一百三十八床。台北慈院更承接了新店區「加強版防疫旅館」的任務。趙有誠院長認為，這樣的行動力，若沒有全院一心、傾力趕工、大量醫護自願投入，是不可能做到的。

第三章 以愛與智慧安撫確診「失智病人」

之一 我的兒子在哪裡？

八十餘歲的小春奶奶（化名）又再找兒子了。

「我的兒子在哪裡？」「我的兒子怎麼不見了？」「快把我的兒子找出來。」

「奶奶，你兒子叫什麼名字？」「奶奶，那妳想想，兒子可能會在哪裡呢？」台北慈院專責病房的護理師嘗試問著眼前的失智奶奶。

但奶奶講的名字，大家都聽不懂，她一下子說「我的兒子在日本」；一下子，兒子又飛到美國；一會兒再改口：「兒子在家……」。沒多久又嘟噥：「我的兒子在哪裡啊？」

護理站也被小春奶奶混亂的語言模糊

了尋找方向，只好暫時把她當成「獨居老人」來照顧，同時也請社工協尋。就在此時，她的兒子也透過衛生局找到在台北慈院專責病房裡的媽媽。

幾天前，這對母子雙雙確診，但救護車抵達時，評估兒子病情危急，須立刻送醫，兒子擔心媽媽，百般懇求先送媽媽，「你現在連呼吸都快喘不過來了，得先送你。」救護員將他送到鄰近醫院；後來其他前往的救護車則把媽媽送到台北慈院。

陳美慧護理長主動聯繫小春奶奶的兒子，問他要不要跟媽媽視訊。他非常喘地回答：「先不要……，因爲我現在……沒辦法……說話。」醫師建議他插管，但他擔心媽媽，不願意插管，他想努力再拚拚看。陳美慧也勸他，這次的肺炎，早期插管治療，肺才不至於損傷得太嚴重，「如果你決定要插管，我們還是先安排你跟媽媽講講話。」

後來，兒子決定先跟媽媽說話，護理師協助母子視訊，兒子一開口，卻顯得上氣不接下氣，頻頻咳喘：

「媽媽，妳先不要說話……，妳先安靜下來聽我說（咳），我……跟妳說的話，妳一定要記住，

我現在……沒辦法照顧妳了……，妳要好好照顧自己，
要乖乖聽醫師、護士小姐的話；
乖乖待在裡面……，不要吵、不要亂跑。」

兒子短短一句話要停頓好幾秒，伴隨著喘咳，再接著講，聲音非常虛弱無力。

「會，我會聽話。那你什麼時候會回來？」小春奶奶問。

兒子卻不願再回應了。

他已經沒什麼力氣，更無法回應母親的期待，轉而對護理師說：「我媽媽……，就拜託妳們了。」咳喘中吐出最後一句話，像在交代遺言。

護理師蔡欣妤紅著眼、哽咽地說：「大哥，你不要這樣講，我們一定會好好照顧你媽媽，她會好起來，你也會好起來，你一定要好好活著，來接媽媽出院！」疫情讓蔡欣妤感受到強烈的生離死別。接下來的幾天，護理站完全聯絡不上小春奶奶的兒子。

我們還能做些什麼？

而那天，也是護理師蔡欣妤身心備受衝擊的一天。

一位病人看似病危，她急衝衝地穿上層層防護衣褲，但衝進病房時，這位九十五歲的阿公已經沒有心跳呼吸了。同病房的女兒哭倒在爸爸身旁，看著女兒崩潰大哭，欣妤跟著心酸落淚：「妳哭，沒關係，我什麼都不能做，但我會在這邊陪妳。」

欣妤有十二年的護理經驗，這次自願投入防疫專責病房。她說，過去在一般病房，可以更快速的幫病人急救、或是好好善終、陪他走完最後一程，但是在專責病房，礙於傳染性疾病的嚴格感控與規範，就連女兒想幫父親淨身、換裝也被勸退了，「我只能眼睜睜看著病人沒有心跳呼吸，卻什麼也不能做，非常無能為力。」

病房內的「病室區」與「護理站」是有安全隔板隔開的兩個區域；病室區必須穿著層層防護衣帽才能進入，護理站則屬於安全綠區。「其實我在裡面（病室區），情緒已經有點崩潰了，美慧阿長跟我說，妳要不要先出來，把情緒調整好，再進去。但是我告訴阿長，『我還可以』。」蔡欣妤說，阿公往生的衝擊雖然很大，但她不希望影響到工作人力與自身專業，而快速調整情緒、繼續待在病室裡。

晚上，又送來一位確診孕婦，那位媽媽肚子裡的孩子已經三十幾周了，但因為肺炎嚴重，也面臨要不要先插管、孩子是否保得住的危機。這位孕婦在病房裡不斷哭泣，

她不知道自己或孩子是否還有明天，病房裡有好幾位護理師都是年輕媽媽、都有孩子，看了格外難過，安撫之餘也跟著落淚。（註2）

年邁阿公往生、病情嚴重的兒子向失智媽媽淚眼告別、不知道能否保住孩子的孕婦哭著祈求老天，這些事都在同一天發生。疫情讓蔡欣妤感受到強烈的「生離死別」與「無能爲力」。欣妤告訴護理長陳美慧，自己內心的複雜與衝擊，「我們好像需要抒發情緒，不然很難撐下去。」

當天夜晚，陳美慧阿長邀請病房裡所有的護理師參與「心靈雞湯」團聚分享，包括白班、小夜班、休假的同仁全都回來了，也邀請慈濟靜思精舍的德悅師父跟大家視訊連線。護理師們一一抒發了病房所見及內心衝擊，大家邊聽邊掉淚。美慧阿長安慰大家：「疫情期間，不能幫病人善終（爲大體淨身護理、誦念儀式等）也不是你們的問題，之後我們再看疫情狀況，看看可以怎麼拿捏調整。」

團聚最後，德悅師父帶著大家一起爲小春奶奶與她的兒子祈禱，也爲孕婦、爲所有病人集氣祈福。大家的心念似乎有了共振，之後，小春奶奶兒子的病況奇蹟似的好轉了；那位孕婦也順利剖腹產、母子均安且平安出院。

蔡欣妤說，那天的團聚分享是很好的療癒，「大家哭完、抒發完後，心理的壓力也就沒了。」還有件讓她感動的事，當她聽到小春奶奶兒子「託孤」那句話而感到不對勁時，她立刻通報美慧阿長。美慧很擔心，立刻打電話去鼓勵這位大哥，除了中間有幾天聯繫不上外，陳美慧幾乎天天與他通話，告訴他，今天媽媽的狀況如何、有哪些進展，「那你那邊呢，你還好嗎？」這樣日復一日的關懷，兒子比媽媽更早出院，也如願迎接媽媽出院回家！

註2

這位孕婦在台北慈院順利插管、剖腹產，母子均安，期間歷經加護病房觀察、一般專責病房照護，已順利出院，現在孩子已經五個月大，母子皆平安健康。（二〇二一年十二月註記）

之二

自製「充氣假人」安撫失智嬤

「爲什麼把我帶到這裡來？這是什麼地方？我不要在這裡，我要回家！」八十餘歲的阿嬤叨叨唸著，任憑護理師怎麼解釋，失智的阿嬤都聽不明白，也聽不進去。

深夜裡，護理師看著病房監控畫面，嚇壞了！阿嬤竟然出現在病室外張望著，病房明明有安全鎖啊！怎麼回事？防疫專責病房的病人是不能走出病室的，趁著還沒闖出第二道防線，值班護理師趕緊穿上隔離衣，把阿嬤帶回病室。

這位阿嬤原本跟女兒、外傭同住，三人都確診，阿嬤因爲年紀大、呼吸會喘又有高血壓等共病，先被送到台北慈院醫治，外傭則被送往其他醫院，女兒無症狀在家隔離。

後來才發現，這位失智阿嬤只用一把湯匙就把門鎖鐵片給撬開了。護理長陳美慧擔心，如此一來，門鎖的防護力就顯得相當薄弱，趕緊向她女兒詢問阿嬤的狀況、討教該如何安撫。

原來阿嬤以前是做鐵工的，敲開門鎖這種小事，一點也難不倒她。女兒說，只要有人在她身邊，她就不會躁動不安；只要有人陪，不講話都行。可是疫災當前，醫護已忙到人仰馬翻，且爲了防止傳染都採行「集中式」護理，縮短護理師在病房內的時間，實在沒有辦法安排人力全天候守在阿嬤身邊。陳美慧靈機一動，不如來找個替代品安撫阿嬤，她請社工師幫忙買一只超大兔子娃娃送進病房。但沒一會兒，超大玩偶卻不見了！

原來，阿嬤覺得兔寶寶很可愛，便塞進她的行李箱，「要帶回家」。阿嬤依然在病室裡躁動不安地來回走動，任何醫護的言語安撫通通無效，只要她獨自一人，便老走到門邊，東看看西看看、東敲敲西敲敲，想著如何趁機逃走。

「嗯，只要有人在，不說話都行……」美慧護理長反覆想著，又有新辦法了！乾脆來做個充氣娃娃吧！她帶著護理同仁，先是努力地吹了無數個氣球，再拿出一套醫護穿的「白色防護衣褲」，把氣球一個個塞進衣服、褲子裡，還爲這只氣球人穿上鞋套、帶上手套；再把頭部的白色汽球畫上眼睛、鼻子、嘴巴，戴上防護帽。這個跟眞人等比例的「擬眞充氣假人」終於大功告成。

「當時防疫物資很缺，但實在無法可想，總得試試。」美慧說，她們把充氣假人牽進阿嬤病室，讓「他」坐在另一張空床上。

阿嬤瞧了一會兒，問美慧：「他爲什麼跟妳們穿得一樣？」美慧告訴阿嬤，「他來陪妳啊！」出乎意料的是，阿嬤竟然眞的安靜了。她經常看著假人，與之對望，阿嬤在醫院住了十四天，直到出院前，都不曾再暴走、敲門。美慧笑說，「總算鬆了一口氣，我們也沒想到會有這麼好的效果。」

這群護理師不斷以愛與創意來突破重重困難，每每任務達成，緊接著就有另一項考驗，但他們不怕挑戰，只要用心，就有希望。

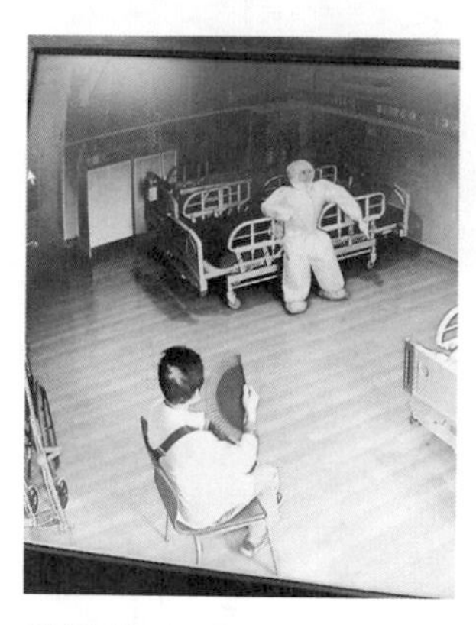

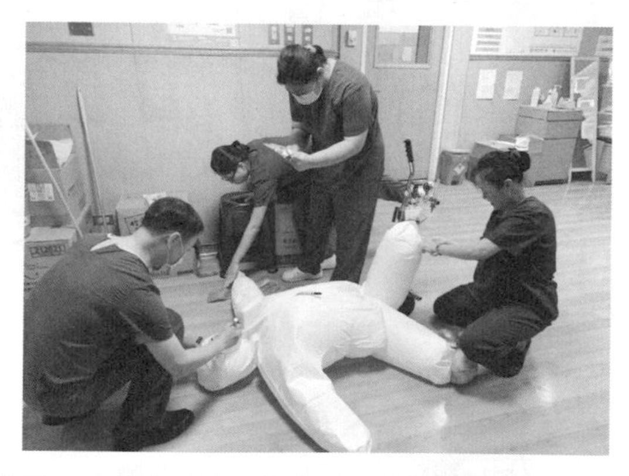

陳美慧（右圖右一）與醫護團隊一起製作「充氣假人」，試圖安撫需要有人陪伴的失智阿嬤。假人送進病室後，阿嬤不再躁動，而能安安靜靜與假人對望、待在病室。圖／陳美慧提供

之三
阿嬤，別再打護理師了

大夜班裡，陳美慧從病室監看畫面上，看到一位阿嬤不斷用手死命搥打著護理師。美慧護理長急了，立刻對該病房廣播：「妹妹，妳要跑！不要乖乖在那邊挨打！」

「不行，阿嬤快要缺氧了，她的氧氣只有九十，我不能走，我怕她等一會昏倒。」病房內的護理師說。

「她昏倒，我們起碼還能治療，她這樣一直打妳，怎麼可以。」美慧說。

雪鳳嬤（化名）是從安養機構送來的失智確診長輩，一頭灰白捲髮，雖然走路會喘、氧氣不足，打起人來卻顯得力大無窮。她一進病房便在地上爬來爬去，不知道此刻的她，回到了幾歲的年紀，她還鑽到了床底下，但護理師們都很擔心她的皮膚會不會被床架鋼條給刮傷。

阿嬤氧氣不足，卻不肯躺床，每每護理師好不容易把她扶上床，她又要下床。爬啊爬的，便往地上躺。陳美慧只好趕緊借調慈濟救災用的福慧床來給她躺，也趁機讓福慧床擋住床緣下方，免得她往床下鑽。或許一開始新奇，雪鳳嬤還願意在福慧床上躺著，但是躺沒一會兒，她又往地上溜，率性的以地板爲床了。

陳美慧只好繼續想辦法，她到慈濟輔具平臺的群組詢問，「有沒有可以放置在地上的氣墊床，急需給病人使用。」桃園區的一位慈濟師兄看到了，回應說，他們剛好有幫病人洗澡用的充氣床。美慧一看照片，太棒了，值得一試！

慈濟志工毫不耽擱，隔天一早就把這個看似小型兒童泳池的充氣床送到台北慈院。多虧師兄幫忙，這次總算讓失智阿嬤安安份份地躺在充氣床裡睡覺，再也不吵不鬧了。

陳美慧說，在專責病房裡，讓病人「安全」、「安心」最重要，只要能做的，大家都想盡辦法，不論醫師、護理師、社工師或是慈濟志工等，全都挺身而出，一起照顧病人！

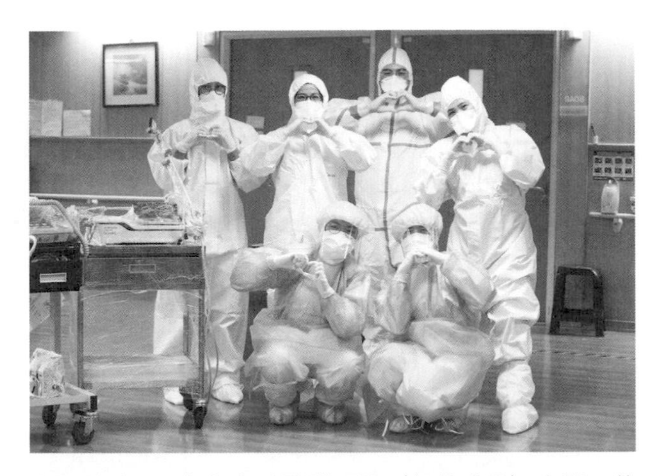

台北慈院 9A 專責病房醫護團隊（部份成員）合影。蕭耀華／攝

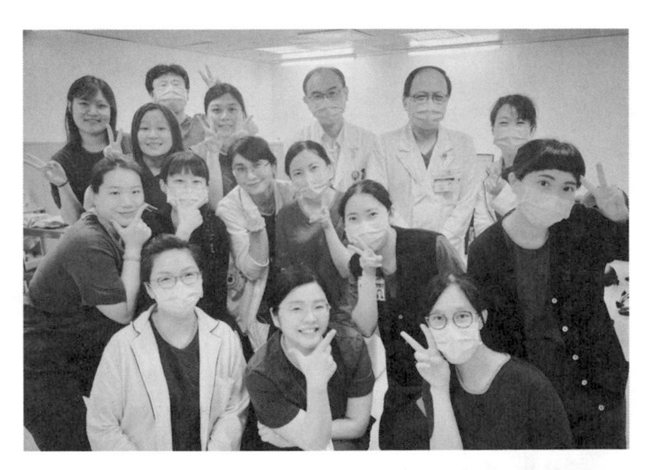

台北慈院 10A 專責病房醫護團隊合影。圖／台北慈院

第四章 安撫身心障礙者

之一 小海要抱抱

照護上的困難，時時刻刻挑戰著醫護人員。六月上旬，一位二十初頭、理著超短髮、又高又壯的確診女孩——小海（化名），剛從台中慈院的專責加護病房轉進了一般病房。她顯得非常浮躁、正大發雷霆，夾雜著聽不清楚的吼叫。

就在護理師走進病室時，高大壯碩的她突然高舉雙手，朝向護理師。這讓緊盯著螢幕的副護理長廖唯欣嚇壞了，立刻透過對講機請護理師往後退，交待一旁的專師馬上準備鎮靜劑。她衝進著裝區，火速換上隔離衣裝，心中焦急著，「我的護理師絕對不能被打傷。」

然而，衝進病房的瞬間，聽到的卻

是：「**小海要抱抱！小海要抱抱！**」

有驚無險，終於鬆了一口氣。原來這位高壯、外型男性化的小海，只有六、七歲的智能，因爲剛轉進陌生的病房，緊張和恐懼使她發脾氣，但高舉的雙手並無攻擊性，只是要討個抱抱。

一周前的小海

一周前，小海剛送到台中慈院加護病房時，已是重症，她儘管很喘，但因爲年輕，依然能大哭大鬧、不斷吼叫。

「我要媽媽，我不要一個人在這裡，這裡怕怕。」小海在陌生的病房裡吼著。

「妳現在生病了，媽媽不能進來陪妳，媽媽請護士姊姊照顧妳，不然姊姊穿好衣服（防護裝），進去看妳、陪妳做妳想做的事，那就不會害怕了，好不好？」李庭貞護理師先透過監視廣播安撫她的情緒、再著裝進去陪她。

沈煥庭醫師擔心著，一般病人如果喘，都願意配合醫囑臥床靜養、接受氧氣治療；但是眼前這位大女孩，卻因智能障礙而無法理解。她的肺炎很嚴重、經常會喘，但她卻不自覺，使勁地想要下床，還用盡力氣吼叫，讓大家非常憂心也疲於奔命，「還好，我們的護理師眞的非常有耐心，用各種方法在安撫她。」

護理師跟小海約法三章，「妳只要乖乖躺著，姊姊就會給妳一張貼紙，只要集滿十張貼紙，妳想要吃什麼點心、糖果，就可以跟我們換。所以妳先乖乖躺著，姊姊說可以起來，才能起來喔。」

「好，那我乖乖躺著。」

但是，小海很快就會忘記了，不過三分多鐘，她又大聲疾呼：「姊姊！姊姊！妳剛剛說要進來給我什麼？」

「小海，可是現在才一下下的時間，姊姊要看到妳眞的很乖，要躺兩個小時，才能給妳喔。妳才躺三分鐘又起來，萬一妳跌倒了怎麼辦？我們也會很擔心啊。」

「好，我知道了，那我乖乖地躺著。」

醫護們努力讓小海覺得，即使媽媽不在身邊，還是有一群人在關心她。一到了要入睡前，小海向護理師說：「那妳可以幫我拍拍嗎？」

「好，我幫妳拍拍（胸口），那妳乖乖睡覺喔。」

小海讓人力吃緊的病房難得安寧，團隊在向小海媽媽電話求助後，得知小海喜歡看影片，只要從小海的手機播放她愛的影片，她就能安靜一段時間，不吵也不鬧。

一周後，小海的肺炎終於好轉，度過危險期，轉進一般專責病房。但她也變得更有活力、更焦躁。在「高舉雙手討抱抱」事件後，她甚至把門鎖轉壞了，因而衝出第一道防線，讓防盜警示嗶嗶大響，她依然吵著要媽媽。所幸沒有闖出第二道防線。

爲了避免她躁動時跌下床，護理師把床墊直接搬到地上，確保安全。無意間得知她喜歡拼圖，醫院裡的社工師、護理師都在下班後幫忙找拼圖，片數太少的她不愛，得一百片上下的拼圖最剛好。然而陪著讀繪本、拼拼圖、看影片、送玩具的效力隨之遞減，小海仍像顆不定時炸彈，只要沒人陪便上演病房內暴走吵鬧戲碼。最後，她連進食都需哄餵，護理師光是餵飯就得餵一個小時，護理同仁的身體終究不是鐵打的，穿著密不通風的層層防護衣、口罩面罩，做完護理工作、餵完飯、哄完她，護理師也感到呼吸困難了。

偏偏這位成天吵著找媽媽的大女孩，家庭支援系統卻顯得薄弱，她的家人全在北部醫院隔離治療中，因爲病房不足，她獨自被送到台中慈院，但家人甚少聞問也不接電話，終於在不斷聯繫溝通下，媽媽願意轉來病房照顧小海，大家總算能眞正鬆口氣，母女也在台中慈院的照顧下，一起康復出院。

之二 疫病下，無處可去的弱勢病人

台北慈院也照顧許多位精神障礙的確診者，趙有誠院長印象最深的是一位洗腎又確診的年輕人。

在疫情高峰的非常時期，洗腎的確診病人是被多數醫院隱性拒絕的，特別是在專責接收確診洗腎者的和平、松山醫院皆已滿床後，他們的處境更加艱難。曾有位二十多歲的年輕人在台北慈院外徘迴，他不僅是確診的腎友，還患有身心障礙，被遺棄在急診室外，醫護發現他時，他已經兩周沒有洗腎了。

當天晚上，台北慈院立刻爲他洗腎，之後，洗腎室全面消毒。但如此大費周章也不是長久之計，「我們得趕緊在病房內爲他特製、安裝洗腎設備，還要接 RO 清淨水，才能爲他洗腎。」趙院長說。數日後，爲他插管，進入加護病房仍持續洗腎。幸好他年輕，搶救後又能回到一般專責病房。

這位被遺棄的年輕人，沒有家人，洗腎室的護理長對他非常照顧，不只幫他洗腎，還為他洗頭、洗澡，當成自己兒子般在照顧。直到他即將出院前，社工終於找到他的家人，但失業多年的爸爸無法照養他，社工仍繼續協助尋找康復之家來安置。

難忘的一夜

二〇二一年五月下旬，北部爆發某康復之家集體染疫，台北慈院身心醫學科主任陳益乾醫師被緊急徵召前往協助，那一晚，也是他最難忘的一夜。

正逢疫情高峰期，「三十五位集體染疫、連機構主任都染疫，而這些精神病人有躁鬱、自閉、思覺失調症等，屬性都不同，要送到哪裡去？」陳益乾說，當時有位須洗腎的思覺失調症患者，馬上就得洗腎，一時間沒人敢收，後來還是台北慈院收治了，醫院團隊卯足勁幫忙病人。「半夜，我們協助處理（康復之家）疏散的步驟，為了不要驚動社區，一部車、一部車載著病人分別送往不同的醫院或檢疫所，台北慈院也收了好幾位病人。」

但離譜的是，康復之家竟有病人趁勢逃走了。因為當時疫情嚴重，防疫計程車或專車要等上一、兩個小時，不耐等的精神病病人竟逃回家了，「確診病人一跑，不就等於病毒也跟著跑，那個夜晚眞是步步驚魂！」所幸後來緊急找回病人、平安落幕。

急診的挑戰

照顧精神疾患病人的挑戰，也出現在台北慈院急診診間裡。當時雙北很多收治精神病患的專科醫院、康復之家、綜合醫院的精神科等，已實施降載，病人無處可去，急診則湧入了許多精神疾患病人，譬如在社區裡鬧事、喝酒、或有暴力行爲者，還有從桃園流浪到深坑、從臺北流浪到三峽的浪遊者，都送到了台北慈院急診部。

這些病人不乏有多樣化嚴重型的精神疾患者，他們無法配合防疫動線、不肯戴口罩，更對防疫帶來相當大的風險。像是有位從臺北流浪到三峽，路倒在三峽後被送到台北慈院急診的病人，全身沒有任何證件、沒有家人，「我們也只能全副武裝進入急診，趕緊評估、收治住院，當時急診的氛圍是風聲鶴唳的，有些精神科病人連口罩都不肯戴，染疫風險相對高，在等待病人採檢結果的那四小時，挑戰極大！也造成急診防疫上很大的負擔。」急性精神病發作須強制住院者，只要篩檢是陰性，立刻安頓到精神科病房；若染疫則送往專責病房。

在專責病房裡，最危急的是併發肺炎的失智長輩，他們最常出現的症狀是「譫妄」。陳益乾說，生理上的併發症、腦部缺氧、病毒侵犯到腦部，都有可能引發譫妄，導致意識混亂。然而對確診病人而言，還有一個重要因素，是對病毒莫名的恐懼、焦慮與無助。

病人在張力極大的情緒壓力下，從原本熟悉的空間轉而關在隔離病房，失去原有生活結構，時間感也隨之飄移，一旦「時序」亂掉，意識跟著受影響。「就像亞里斯多德說的——我們感受不到時間的變化，但若時間都沒有變化，時間就沒有意義。」陳益乾說。特別是老人家，在狹小病房內無事可做、睡睡醒醒，時序全亂了，年紀越大譫妄的風險就越高。病房內一位九十歲的失智老先生正是如此，他意識混亂下，去翻「除汙桶」內卸下的防護衣物，還拿出來啃咬。他雖然失智、重聽，但身體還算硬朗，能自己走路、吃飯。幸運的是，在治療後逐漸好轉。

還有一位正值壯年的男病人，處在譫妄狀態時，脫光衣服跑出病室，讓醫護緊急入內安撫處置。這位病人同時併發肺炎，過去完全沒有精神疾病病史，但染疫後陷入恍惚、意識混亂，他不曉得自己在做什麼。後來治癒了，但他的記憶卻是破碎殘缺的，即便至今，他完全不記得自己是怎麼進醫院、又怎麼出院的。「所以，我們對新冠肺炎病毒，眞的要戒愼恐懼，它除了攻擊肺，也會攻擊到腦部，造成記憶力減損。」陳益乾說，病人因爲記憶模糊不清，即使康復了，內在卻仍感到焦慮、擔憂，幸好在藥物治療下，病人的記憶力慢慢恢復，執行工作的能力無虞，又重回職場，身心醫學科則仍持續陪伴追蹤。

以尊重照顧藥酒癮者

然而上述這些病人都沒有藥酒癮病人來得更具挑戰性。有位三十餘歲的年輕人阿德（化名），住進專責病房時，血液尿液檢驗裡皆有藥毒品濫用的反應。護理長陳美慧深知這類病人難纏，「這間病室的專責護理師就寫我，陳美慧。」

阿德藥毒癮發作又被關在病房裡，非常躁動，拔起病床床尾的伸縮餐桌板，朝著床、牆壁、矮櫃猛敲猛打、踢床、踹門，飆罵髒話。最後，還把病房大門的不鏽鋼門把都給拆了，企圖闖出。陳美慧趕緊穿上兔寶寶裝進病室。

「你很厲害，怎麼這麼快就把不鏽鋼門把給拔掉了？」

「這小事啊，我以前拆房子的，拆這個，簡單！」阿德攤開長滿厚繭的雙手說著，那確實是雙做工的手。

「你現在闖出去，就是讓警察帶著走。」陳美慧繼續說。

「爲什麼？」

「你不知道你怎麼進來的嗎？要我講那麼明白嗎？」

阿德繼續裝傻，「我怎麼進來的？」

「你抽血驗尿都有藥毒品反應，要我講那麼白嗎？沒關係，你可以自己選擇，你現在走出去，警察就在外面等你。你看是要住在警察局好，還是住在我們這裡好，你自己選。那你去警察局拘留過嗎？」

「我坐過牢。」阿德依然以爲護理長在唬弄他，語氣裡充滿挑釁。

但護理長還眞的報了警，警察正在外面等著。直到阿德打開門一看到警察，才發現全是眞的。美慧繼續說：「我是眞的在爲你著想，你現在不只有藥毒癮，確診者硬闖出去的話，還犯了《疾病管制法》，不但要被罰款，還會加重刑罰。你自己選，看是要蹲在牢裡比較快樂，還是在這裡比較快樂。」

「牢房比較快樂。」阿德不肯認輸的說。

「是喔，好啊，那我放你走。牢房到底是哪裡比這裡好啊？」

「那邊可以抽菸。」阿德說。

「你就爲了抽菸，甘願去坐牢喔，OK啊！你出去，我不會攔你，你放心。」

阿德反問護理長陳美慧：「那我在裡面可不可以抽菸？」

「你在裡面只能吸菸，不能抽菸。」

阿德嚇一跳，「可以吸菸？」

「你要注意聽，是『吸』喔，不是『抽』！」

「那要怎麼吸？」

「等我買菸來再說。你抽什麼牌子，告訴我。」陳美慧深知此刻不能立刻滿足他，延遲滿足需求，也是一種談判。

「我明天買來給你。但你要配合治療，不能出去，只要一走出病房，就什麼都沒有了。」陳美慧果斷地說。阿德也答應了。

隔日，陳美慧果真允諾帶來了兩根香菸，但他只能「用鼻子吸聞」（病房裡沒有打火機相對安全），同時也帶來戒菸用的「尼古清」助阿德一臂之力。

在藥物與護理長的努力下，阿德總算安靜了。醫師也協助以較為長效型的藥物，盡量減少護理人員與他接觸的頻率，以防萬一。

阿德因為服用抗精神病藥物，總一直想吃東西。醫護們把自己的點心、善心人士送進來的各種甜點、飲料、水果全都送進病室給他吃，滿足他、為他打氣。同時每日提供「淨斯本草飲」的中藥療方加強抗疫。

過了幾天，陳美慧問他，「你還想出去嗎？你去牢裡，誰給你那麼多點心零嘴吃，誰會給你那麼多關心！」阿德笑笑，一抹純真又帶點不好意思的笑容。

照顧這類病人確實是高難度挑戰，除了過往見招拆招的歷練，陳美慧更深信，「跟他們互動，最主要的還是要『尊重他們』，你把他當成朋友在商量，而不是當成麻煩人物，雖然他真的挺麻煩的。」阿德或許是感受到病房裡不一樣的溫度，後來美慧護理長要他做運動，他也跟著做運動；提供給他《靜思語》讀本，他竟也默默翻讀。

在他兩次檢驗都呈現陰性後，由家人接他回家。家人很訝異病房醫護為阿德所做的一切，還說「若是我碰到這些狀況，只想狠狠揍他一頓。」因而非常感謝醫護。

陪伴「恐慌的心」

藥酒癮病人有其複雜成因，照護不易。另外，有些確診病人則是因爲社會、心理因素形成揮之不去的陰霾，同樣値得省思。陳益乾主任印象最深的是一位二十多歲的男孩小盛（化名），他在疫情高峰時確診，當時北部醫療體系緊繃，小盛一確診就被送到嘉義縣的檢疫所，路途迢遙又毫無心理準備，讓他一直感到恐慌、難以呼吸。即使後來順利解除隔離，小盛卻依然「喘不過氣」，覺得自己的病沒有好，再度住院。

「事實上，他比較像『創傷後壓力症候群』，因爲疫病來得太快，他完全來不及反應，獨自被送到那麼遠的地方隔離，又無法緩和自己的焦慮。」陳益乾說，小盛感受到整體社會對染疫者的不友善，也會感到自卑、自責，他看到醫護包得緊緊的，又怕自己把疫病傳染給醫護，甚至覺得自己也該穿上防護衣，再來看病、住院。這讓陳益乾相當不捨：「**社會對於染疫者應該不是包容，而是『視之爲常態』**。」言下之意是，他們就是我們的一份子，不該被貼標籤、不該被獵巫或以歧異眼光對待。

小盛自覺記憶力變差受損，身心科爲他安排心理測驗、腦部核磁共振，一切正常，也告訴他沒有什麼問題，不用擔心。「我們所做的，是重建這個病人對自我的認同與價值，減緩他的焦慮，雖然他覺得記憶力變差，但腦部並沒有實際上的損傷，讓他也能安心。」欣慰的是，小盛後來也找到工作、回到職場，過著穩定的生活。

來時形單，去時影孤

在陳焜乾照顧的病人中，讓他最感傷的，莫過於一對雙雙染疫的母女。當時這位母親狀況不佳，但加護病房已滿床，母女同住一間病室，母親後來陷入昏迷，女兒只能眼睜睜看著母親呼吸衰竭、一步步走向死亡。

女兒有許多心裡無法承受的傷慟與壓力，開始跪地膜拜、自言自語、坐立不安。陳焜乾會診時，設法安撫這位女兒，慢慢讓她接受生與死的難題，更要提醒她，得照顧自己，因爲她的身體也正在跟新冠肺炎病毒搏鬥著。「很不容易啊！」陳焜乾感嘆，光是這身包得緊緊的防護衣，對病人來說，就是很大的限制與隔閡了。病人面對至親驟逝，有些甚至來不及道別，「如何幫他們度過這種『來時形單，去時影孤』的哀傷，下個階段，我們仍須針對家屬做後續的哀傷輔導。」

二〇二一年五月至八月底，台北慈院身心醫學科協同照顧了十六位精神疾患確診者，醫護們也在這波疫情下看到臺灣社會的多元面貌。這些病人在平時便已需要耗費心力來關照，疫情更使得照護雪上加霜。他們因為害怕陌生環境、難以獨自待在病室，總是想要往外衝，也更難以安撫，很多時刻已遠遠超過第一線醫療的照護能力了。當時台北慈院積極與疾管署溝通協商，讓精神疾患病人盡快施打疫苗，「這在日後防疫指引上非常重要。他們不像一般人，無法遵守防疫規範；即使『疫調』恐怕也講不清楚。」陳益乾說。

不論是精神障礙或智能障礙的確診者，在疫情蔓延下，都很容易成為「被雙重丟包的弱勢病人」，醫療院所不敢收、安置機構也畏懼（註3）。儘管康復之家染疫風暴

註3

不論精神疾病病人或智能障礙者，即使解除隔離後，安置機構也擔憂會不會「復陽」而又造成機構群聚感染，而以滿床、降載等各種理由，暫緩安置。

在數家醫院協助下，安然度過，但未來，該如何讓這樣的病人保有基本的人權、就醫權，不致被丟包；該如何讓家屬也負起責任，不再置之不理，似乎仍有很長一段路要努力。

第五章 一碗印尼泡麵，溫暖確診移工的心

「家嘉，妳現在人在哪裡？」大林慈院張玉芳督導問。

「我在高雄，怎麼了嗎？」

「我們要重啓 12B 專責病房，妳明天有辦法上班嗎？」

「明天？督導，不瞞您說，我現在在住院，明天可能有點困難，我跟主治醫師討論一下，看能不能後天趕回去。」

那是二〇二〇年十一月的倒數幾天，護理師楊家嘉趁著休假返回高雄老家，因爲嚴重暈眩住進醫院，卻接到護理督導的緊急來電。說也奇怪，任務一來，楊家嘉把暈眩不適擺一邊，一股腦急著出院，想趕回大林慈院。「如果有經驗

的人一起做，不論設置的速度或默契，都會更好更快速；醫院主要以救人優先，只要醫院需要我們，就盡己所能。」她說。

楊家嘉果然如願，在專責病房開張時趕回醫院。只是這回，確診者全是外籍移工。下午，一輛救護車先送來了三位病人；隔沒多久，第二輛救護車又送來兩位，這五位全是印尼籍移工。短短兩日，專責病房已收治十位外籍移工。

更慘的是，他們多數是第一次來臺灣，一句中文都不會講，也聽不懂。簡單的英文也完全行不通，楊家嘉說，「發現無法溝通的當下，令人超級慌張，這下怎麼辦？」她只好極盡所能的比手畫腳、透過 Google 翻譯，告訴他們最關鍵的：「一、絕對不能走出病室；二、飲用水在這裡；三、有事請按叫人鈴。」

十位確診移工中，只有一位是三度來臺，能說些簡單的國語。一番求救下，院方趕緊找來院內一位印尼籍清潔人員協助溝通。護理師廖涵如則找來自家之前關係深厚的印尼籍看護，請她先充當翻譯。如此一來，才終於能把防疫病房的規則、病室內攝影機會拍到的位置等講清楚；醫師也能開始詢問個人病史、確認用藥安全等。在此同時，護理師們為了把病人的 Line 加入醫護群組中，也費盡心思；看不懂印尼文，只好查手機型號來設定，再輔以Google翻譯，終於成功加Line。再過數日，衛生局也支援線上翻譯人員，總算讓大家能和病人說上話。

這些移工離鄉背景來到臺灣，爲的是工作賺錢，沒想到一下飛機的隔離期間，就被篩出確診而關進醫院，因此每一張臉都顯得心事重重、鬱悶萬分。

有位二十歲的伊依妹妹（化名），個子非常嬌小，她因爲要負擔家中經濟，跟著朋友一起來臺灣，沒想到，還沒賺到錢，就先住進醫院了。她經常問護理師：「我什麼時候可以出去？因爲我們家裡沒有錢，我什麼時候可以去賺錢？我要工作，才能寄錢回家。」伊依非常擔憂，怕自己付不起醫藥費；又很焦慮，不知道怎麼跟家人解釋，重重壓力下，她忍不住哭得傷心。

「**別哭，我們一起想辦法。**」輪流照顧她的護理師們都非常不捨。伊依的擔憂也是這群移工的擔憂，於是大家商量著：「我們可以做些什麼讓他們開心一點嗎？」

護理師廖涵如說，大家七嘴八舌地討論，後來決定「先買些印尼泡麵，用家鄉味安慰他們。」同時也針對他們擔心的疑問，一一找答案。護理同仁買了不同口味與品牌的印尼泡麵，先讓他們試吃，看看是否合意。

果然，結果大受歡迎。移工病人一看到印尼泡麵，心花都開了，連從來不笑的阿迪妹妹，也笑了。楊家嘉說，大家集資買了兩大箱不同口味的印尼泡麵，當作點心請病人吃，還拍下四款泡麵封面，每次沖泡前，先讓病人挑選自己喜愛的口味。有位病人問，「這個會很貴嗎？要多少錢？我自己買。」另一位移工病人則說，「我還沒賺到錢，現在沒有錢，如果泡麵有剩，再給我就好了。」

這些話讓護理師很心疼，立刻回應他們：「每個人都有，而且不用錢，不要擔心喔。」楊家嘉說，還有同仁因爲怕麵泡太久不好吃，急著送進病房的過程中被熱水燙傷了，但是看到這群移工朋友一見泡麵便綻放笑容，竟也不覺得疼痛了。

護理師們也發現他們喜愛吃辣，幾乎無辣不歡，又自掏腰包買了好幾罐印尼辣椒醬，每次送餐前，就先挖一瓢辣醬在他們便當裡，再送進去。只要護理站有任何給醫護的水果、點心、零食，也都跟著便當一起送進病室。

護理站也蒐集住院移工們擔心的所有問題，一一去詢問了院內感控及衛生局等單位，包括採檢流程與出院標準、出院後需支付哪些費用（大約多少自付額等）、移工未來去向（是否會因此被雇主拒絕聘用、會不會被遣返回國等），一一找出答案，製作成一張「Q&A 常見問答」並翻譯成印尼文，發給每位外籍移工。

此舉總算降低了移工病人們的焦慮。不僅得知不會被遣返也不會被停聘，而他們最擔憂的住院醫藥費，其實大多由臺灣政府買單，每位移工出院時，大約僅需繳付一千元出頭，最多不超過兩千元的醫藥費，且先由仲介單位墊付，之後再從移工的月薪中提扣攤還。

在聖誕節即將到來前，護理督導張玉芳特地去買了聖誕襪，護理部也準備了鈔票煎餅、福慧八寶粥、拐杖糖等，當成「聖誕禮物」送進每一間病室，再度讓移工病人們又驚又喜，有的當場穿起聖誕襪，非常歡喜。

至於曾以淚洗面的年輕女孩伊依，在護理師通報後，院方輾轉請印尼慈濟基金會關懷，當地的慈濟師兄姊帶了生活物資前往她的印尼老家關心，還透過視訊讓伊依、家人都安心。大家的幫忙終於讓她卸下沉重壓力、重展笑顏。

這群移工朋友，有些是來照顧臺灣長輩，有些則是進入工廠，為臺灣經濟打拚；這些原本受聘的照顧者，在世紀疫情下卻成了「被照顧者」，所幸，他們全都平安出院。出院時，他們不斷地對醫護人員道謝，「有些人是一再地鞠躬、九十度鞠躬，彎腰彎到我們都很不好意思。」楊家嘉說。

二〇二一年五、六月，大林慈院再度照顧來自菲律賓、印尼、泰國等確診移工，這次經驗更豐富了，早已製作好不同國籍的文字說明，張貼在病房內，也再度擁抱了哭泣的外籍移工，「**別怕，我們都在！**」

疫情下，儘管不同國籍、儘管語言不通，這群醫護之愛卻打破距離、跨越國籍與語言，也讓異國移工們在白色巨塔中體驗到臺灣濃厚的人情味！

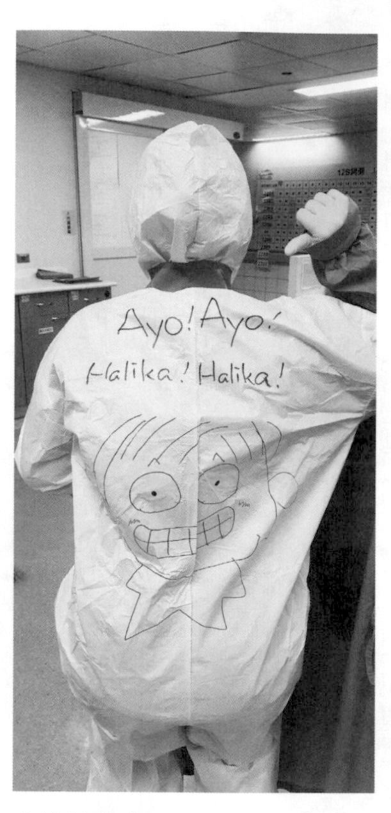

大林慈院護理師在防護衣寫下印尼語的加油，給確診的印尼籍移工愛的鼓舞。圖／大林慈院

第4部

從醫院到社區

第一章

最強後盾——上戰場也要有戰袍

晚上九點，天色早已全黑，濃厚雲層遮蔽了夜空，使得嘉義大林這處田中央的醫院更顯寧靜。黃政偉和他的三位同事，總算把兩輛載滿防疫物資的貨車安全送抵大林慈濟醫院了。

這天上午，慈濟醫療法人資源管理室（以下簡稱「資管室」）接獲大林慈院急需隔離衣、N95口罩、防護面罩等防護物資後，立即出動人力，借貨車、點貨、搬貨疊貨，裝滿兩輛貨車後，從花蓮出發，一路開車北上、再南下。行經新竹、苗栗時，滂沱大雨直直落，雨刷拚命揮也趕不及奔騰的雨速，眼前模模糊糊，只得降緩車速。更令開著貨車的黃政偉、羅世哲擔心的是，車上的大帆布是否眞能保護好防疫物資不被淋濕呢？這是他們第一次開貨車走那麼遠的路。

這天也是臺灣爆發新冠肺炎疫情最嚴重的五月天，二〇二一年五月二十四日，確診病人已送進大林慈院，疫情指揮中心則在兩天後的五月二十六日啓動「北病南送」。他們繞了大半個臺灣，開了近八個小時的車程，總算把防護裝備送達大林，物資完好，沒被淋濕。卸貨安放後，晚上十點，黃政偉一行四人（註1）原計畫兩輛貨車直接開回花蓮，卻被醫療法人資管室主任吳惠莉在電話中勸阻，大林慈院保管組組長也強力慰留：「這樣開夜車回花蓮，太危險了，留下來住一晚，明天一早再回去！」還去買了免洗衣褲、張羅好宿舍。爲了讓主管們安心，只得乖乖從命的四人，次日一早出發，回到花蓮已近下午三點，看起來就是一臉快虛脫的樣子，他們卻開心嚷嚷著，「這次成功開到大林喔！耶！看下次要挑戰哪裡！」

註1 四人分別為黃政偉、劉沁燁、羅世哲、袁道慧。

黃政偉、劉沁燁、羅世哲、楊牧錡這四位「Young 大叔」是慈濟醫療法人資管室的採購，平常都是「坐辦公室」的。疫情來了，他們瞬間成了「變形金剛」，不再只是拿起電話詢價、議價、打電腦，新任務是隨時得搬貨、疊貨，勞筋骨、練肌肉外也化身爲貨車司機，只要有緊急需求，他們開著貨車南來北往，把防護醫材送達慈濟的前線醫院，臺北、嘉義、花蓮玉里、臺東關山，都有他們往來的足跡。

醫療有靠山——靜思精舍與慈濟志工

在慈濟四家醫院勇於承擔、照顧確診病人的那一刻起，每日一早坐鎮參與慈濟七院聯合防疫會疫的證嚴法師，一再叮嚀：「**一定要穿好盔甲，保護好自己，來照顧病人。**」主持連線會議的慈濟醫療法人林俊龍執行長也囑咐資管室，傾全力備足、提供防護裝備，「**務必讓醫護安全上場！**」這個不分週末、每天舉行的跨院區防疫連線會議，慈濟慈善基金會的顏博文執行長也幾乎日日參與，以備隨時提供協助。

抗疫期間，靜思精舍與全球慈濟志工就是慈濟醫療志業最可信賴的靠山，許多慈濟志工在疫情最緊繃的時刻，還是卯足全力，想盡辦法提供點心、飲料、素食餐點給慈

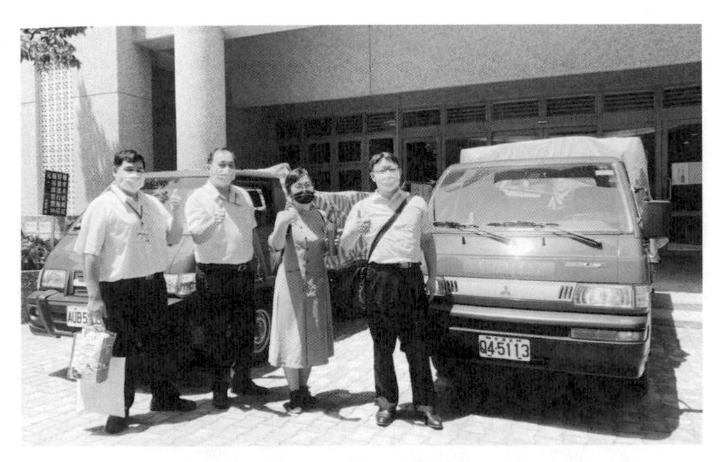

慈濟醫療法人資管室同仁，在疫情期間也承擔起非常任務，搬運、盤點防疫物資並直送慈濟各醫院。左起：黃政偉、劉沁燁、袁道慧、羅世哲，協助將防疫物資自花蓮送往嘉義大林慈院。圖／慈濟醫療法人資管室

濟各院區，爲醫護加油打氣。由於疫情緊繃，許多餐飲店暫時歇業，在新聞媒體爆出某家醫院有茹素的醫護訂不到素食便當之後，全臺慈濟志工只要聽聞醫院有茹素需求，志工就動員起來，想方設法免費供餐，志工先找到願意接單的素食餐廳，邀約一起合作，每日將熱騰騰的素食便當或點心，火速送到有需要的醫療院所，讓醫療團隊不用花費心力張羅餐點，吃飽才有力氣再上前線。

搶貨，只為前線備妥盔甲

疫情剛爆發時，防疫物資緊縮，資管室同仁們幾乎天天都在搶貨，當時最缺

的是防護衣、隔離衣、防護鞋套。李淑珍高專帶領著溫佳玲、彭宇清等多位同仁，一天要打上二十幾通電話，只爲搶貨。

「妳難道不知道疫情嚴重，現在有錢都買不到東西，成本提高，妳還跟我殺價！」提供防護衣的廠商憤憤難平地說著。

溫佳玲語調放軟，「我當然知道你有你的成本在，但是慈濟一分一毫的錢得來不易，希望大家共體時艱，互相幫忙，一起度過這次難關。我們也是在照顧臺灣的確診病人，也希望他們趕快好起來，這樣你也間接盡到社會責任……，慈濟很希望跟你結緣，未來我們有更多的合作機會……」溫佳玲好說歹說，儘管這是她打了無數電話，好不容易找到的廠商。後來，廠商讓步了，願意降二％到三％共體時艱。

在資管室工作十八年的溫佳玲，人生第一次遇到疫病來時要如此搶貨、追貨的緊繃情境。當防護鞋套需求四萬件，她只訂到一萬件時，壓力大到如牛負重。在屏氣凝神、同事全心全力支援下，秉持著「價格第一，現貨優先，能最快交貨爲首選」，馬不停蹄地爭取防疫醫材物資，總算趕在時間內驚險達標。

那時不只全臺灣，甚至全世界每家醫院都在搶貨，資管室除了要跟廠商搏感情，更要詢價、議價，兼顧價格合理性。供不應求下，廠商也要求「先付款，再出貨」，預收一半訂金才肯出貨。慈濟醫療法人則以緊急採購流程全力支持，只爲了有足夠的防護裝備，好好守住所有前線醫護、醫技的安全。

後來，台北慈院承接「加強版防疫旅館」，防護裝備消耗得更快，不過一個多星期，防疫裝備存量又不夠了，資管室趕緊追追追，天涯海角也要把貨追到手。人心惶惶下，物流、廠商不敢送貨到醫院，還有廠商直言，「我們可以出貨，但不送醫院，你們要自己去我們的北區分流所載貨。」

物資該怎麼運送？

這麼大量的物資，該怎麼運送呢？資管室除了全體動員十七位組員、請北區慈濟志工協助載貨外，也硬著頭皮請求昔日的協力廠商助一臂之力。一家專製不鏽鋼產品的佳鴻儀器公司，父子二代跟慈濟有三十五年的合作情誼，自花蓮慈院創辦以來合作至今。他們早在二〇二〇年二月，中國爆發疫情時，就義務協助運送了三百桶慈濟志工捐助的酒精到慈濟各院區。二〇二一年五月，臺灣疫情大爆發，他們又慨然應允運送物資，南來北往，出動好幾臺貨車，跑了無數趟，跑到其中一臺貨車縮缸了，老闆邱良夷笑笑說，「車子本來就老了，剛好壽終正寢，就可以換新車了。」他們不收慈濟一毛錢，油錢、修理費全都不肯收，一心相信這是神聖使命，「幫慈濟、也幫臺灣一起防疫，我們做得很高興！」

有一回，老闆幫忙運送防護鞋套，一問之下發現慈濟買到的比較貴。那是最緊急時期，為了保護醫護，臺灣各家醫院都別無選擇的搶現貨。邱良夷說，「我知道慈濟每一分錢都是花在刀口上的，不能看到慈濟被貴到。」他託人幫忙在海外找貨、協助採購，買來的鞋套幾乎是原來一半價格。他雖然不是慈濟志工，卻道道地地的活出了慈濟精神。

防疫物資到貨量大，光是下貨搬運也需人力。另一家與慈濟長年合作的瑞鋐儀器公司，在盛夏出動六位壯丁，協助在狹小樓梯內，以「人力接駁」搬運了兩千兩百五十二箱防護衣到台北慈院旁的宏廣大樓宿舍區的地下室，每一箱都超過十三公斤。他們從早上九點開始搬貨，溽暑中汗如雨下，衣服始終溼答答，直到傍晚，終於把全部的物資搬完，足足搬了一整天。老闆龔文合說，疫情期間，員工不能去醫院跑業務，「來幫忙搬防疫物資很有意義，我發薪水也發得很開心。」感恩慈濟做事，總有來自四面八方的貴人相助。

防疫物資在資管室吳惠莉主任統籌下，雖有緊張時刻，所幸全數趕上慈濟各家醫院

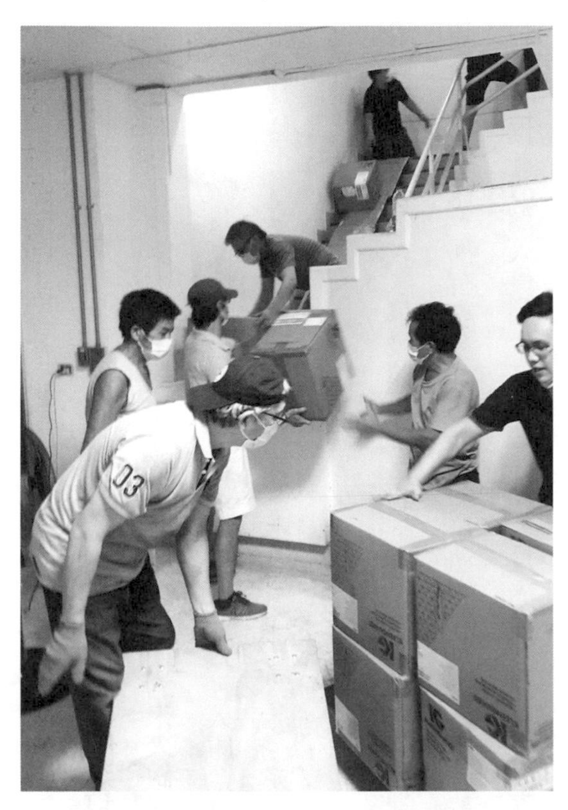

與慈濟長年合作的瑞鉉儀器公司，在盛夏出動六位壯丁，與慈濟同仁一起在狹小樓梯內，以「人力接駁」搬運了兩千兩百五十二箱防護衣到台北慈院旁的大樓宿舍區地下室，每一箱都超過十三公斤。圖／慈濟醫療法人資管室

的需求。長達三個月的時間，同仁們更經常執行的任務是搬運。二〇二一年七月下旬，快速傳播的 Delta 變種病毒在全球帶來強大威脅，慈濟基金會特別捐贈防護衣、防護鞋套、N95 口罩、護目鏡等物資給醫療志業，爲難以預期的未來做好準備。

這批物資的配送總數量高達六千六百多箱，採分批方式，入庫至臺北、花蓮兩地。花蓮入貨時，號召了醫療法人執行長辦公室、資訊室、財管室、法務室、醫學工程室、人文傳播室等單位，動員所有人力同心協力來搬運物資。溫佳玲說，「同心協力是件很開心的事！疫情期間，大家都發揮了各自的本事與能力，讓物資圓滿送抵前線。」

每一件防疫物資背後，都有許多人的汗水與無私的愛，一起守護著醫師、護理師、呼吸治療師、醫技、清潔人員們，唯一的心願就是，大家一定要平安啊！

第二章 守在最前線的急診團隊

之一 搶物資改流程 守住醫院與鄉親

二〇一九年的最後一天，中國武漢傳出「不明肺炎」，SARS的傷痛記憶，挑起臺灣最敏感的神經。當天，衛福部疾管署立即啓動武漢入境班機的旅客及機組員，皆需登機檢疫。當時，沒有人料想到曾一度宣稱「不會人傳人」的不明肺炎，即將掀起全球難以遏止的世紀風暴。

二〇二〇年一月五日，衛福部緊急召集傳染病防治醫療網的各區指揮官，宣告備戰；一月十二日，更派專家前往武漢一探究竟，帶回可能「人傳人」的關鍵訊息；不到兩周後，武漢封城。

臺灣第一線的醫療工作者無不繃緊神

經。大林慈院急診部主任李宜恭猶記得，那時農曆年節將至，將會有一批臺商返鄉潮，大家擔心「會發生什麼事」，爲了確保院內安全，大林慈院趕在農曆年前，緊急搭建「戶外檢疫帳篷」，針對有呼吸道症狀且自大陸返臺的民衆做採檢，檢體直接送疾管署實驗室檢驗。

李宜恭不斷提醒急診部同仁，要有隨時備戰、應戰的心理準備，當時也面臨 N95 口罩、面罩安全庫存量缺乏。急診一個班十二小時，要大家整天戴著 N95 口罩是很不舒服的，且臺灣疫情控制得宜下，要求長時間配戴 N95 口罩的遵從性也顯得相對困難。

當時臺灣配給的面罩較易反光、起霧，有時也會影響到治療，因此李宜恭從海外網站搜尋防疫物資，發現美國有很好的工程用面罩，造價雖高，但耐磨、不會反光，可將頸部以上完整包覆，還可使用酒精消毒、重覆使用。他一口氣採買了七十個防護面罩及護目鏡等裝備給急診部的所有醫護及行政同仁。

他的購買決策快速又精準，因爲再過半個月，有錢也買不到了！美國疫情大爆發，口罩、面罩、防護衣全球大缺貨。「主任眞的滿有遠見的，後來急診群組中，其他醫

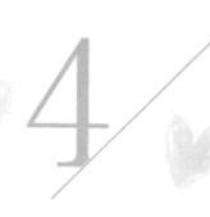

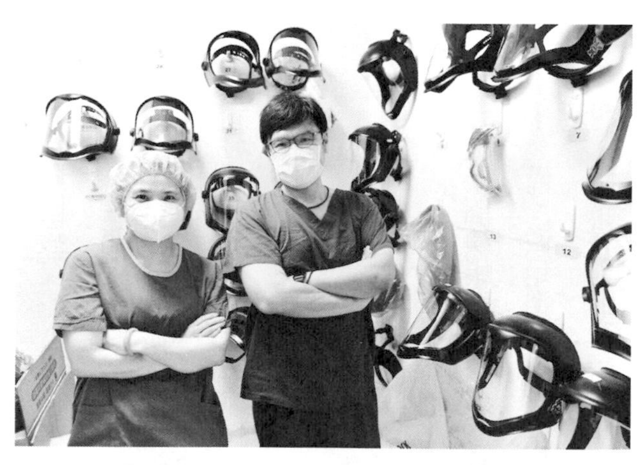

從急診、專責病房到戶外快篩站，大林慈院急診部李宜恭主任（右）與團隊協力守護。于劍興／攝

院都在抱怨缺貨、買不到物資，但我們主任老早就買齊了。」急診醫師張哲睿說。

問李宜恭，一共花了多少錢？他笑說，「我沒算，算了可能會心痛，但錢可以解決的事，都是容易的事，既然第一線同仁願意承擔，就該讓大家的安全得到保障。配戴舒服才有辦法戴得久，才能眞的做到最佳防護。」

經訪查那個型號的面罩，一個至少要價兩千四百元。隨著全球疫情愈發嚴峻，李宜恭再採購了高級防毒面具及濾罐，戴起來活像個外星人，好處是可以換氣，比N95口罩更舒適。但沒多久，過濾空氣的必要配件「濾罐」大缺貨，直到網路上有人把濾罐轉接頭的3D列印參數寫出來，才解了圍。「我們有位主治醫師的朋友專門在做3D列印，他說我們很辛苦，就把我們訂製的那一百組濾罐轉接頭全都贈送給我們。」李宜恭說，大疫下處處有溫情。

採購防疫裝備外，他每天一早開會時，就會告訴大家疫情的最新情資及注意事項。他也檢視整體流程，譬如，剛開始快篩時，結果通常要等三小時，但來急診的病人不能等，醫師總急得慌。急診團隊從採檢棒、採檢位置的設計、檢體傳送、檢驗科檢查到發報告，一一檢視流程、跨部門協調改善，最後讓採檢可以縮減到半小時便能得知結果。

喝茶染疫與快篩

除了篩檢帳篷，大林慈院也在院外搭建起小木屋，預備疫病檢傷分類、安置用。添了裝備、做足準備，所幸疫情的控制讓大家仍平安度過了一年半。直到二〇二一年五月，疫情在雙北延燒，這把火隨著返鄉歸人，燒進了嘉義大林。

五月，有位自北部返回嘉義的鄉親，如常與親友喝茶相聚。二十九日，這群泡茶的親友中，四位確診，再隔一天，親友確診人數增至七位。突然間，大林慈院湧進四、五十位民衆，從晚上七點多到深夜十一點，陸陸續續來採檢。

更令人驚恐的是，凌晨兩點，大林慈院緊急召回所有醫護，全部篩檢。因爲有位確診者的家人，正是大林慈院洗腎室的病人，他也染疫了！次日一早，洗腎室所有病人全數被請來篩檢。等待篩檢結果的短短幾小時，從院長、副院長到醫護都備感煎熬。

幸運的是，沒有任何醫護及病人染疫，「這也反應，疾病初期只要有適當防護，是安全的，不用太恐慌。」李宜恭說。

疫情爆發後，院內專責病房人力吃緊。李宜恭盤點急診人力後，也在部內徵詢同仁意見，是否願意進專責支援，爲緊繃的人力注入新血。張哲睿、李垂樫兩位慈濟大學醫學院培養出來的急診主治醫師，自願參與。「李主任很早就給我們做心理建設，他曾說，『病人在哪裡，我們就該在哪裡』。」張哲睿相當認同這個信念，他說，同島一命，唯有把確診病人治好，才能阻隔傳播！

徒弟進了專責病房，李宜恭愛屋及烏，也協助買了全罩式的高級面罩給專責病房的醫護們。他隨時關心徒弟們遇到的難題，一得知醫護戴著口罩、面罩，開口跟病室裡的病人對話時，相當辛苦，若遇到重聽的老人家還得大聲嘶吼，因此大家經常聲音沙啞、喉嚨不適，他又趕緊採購小蜜蜂擴音器，「有了李主任送來的小蜜蜂，我們輕輕講話，病人就聽得很清楚了。」副護理長蔡詠媛說。

五月以前，醫護主管們頻催同仁們打疫苗，但多數同仁都顯得意興闌珊，直到疫情在家門前爆開後，幾乎所有醫護都願意施打疫苗，以迎接難以預測的未來。

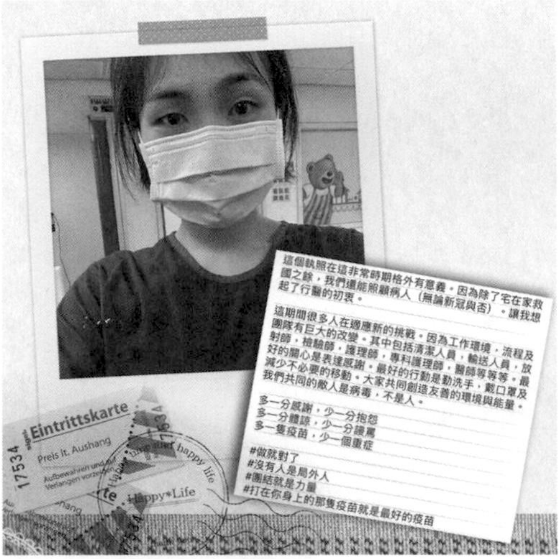

慈濟大學醫學系畢業的陳祈池醫師，自願投入支援專責病房的行列。圖／大林慈院

之二
急診永遠不會拒絕病人

「我是急診醫師，在急診端，第一時間一定要扛下來。」台北慈院急診部主任楊久滕說，**「急診永遠不會拒絕病人，只要病人有需要，我們一定接。」**

二〇二〇年，大家隔岸觀火，但隔年五月雙北疫情來勢洶洶，「疫情大爆發的頭五天，病人塞爆了，只要懷疑感染的病人，都送來急診，但我後線開不出去，病人塞爆急診。」

專責加護病房的床位早已滿床，有些病人還等不到病床就直接在急診插管了。「不論疑似的或確診的，病人一直來、一直來，眞的是叫天天不應，叫地地不靈。」楊久滕描述著雙北疫情高峰期的窘迫。

困難更在於，過去問診時，針對旅遊史、接觸史的疫調，是怕病人不敢講、沒有老實說；但現在不同了，「**不是他不告訴你，而是他無從告訴你，他連自己怎麼感染的，**

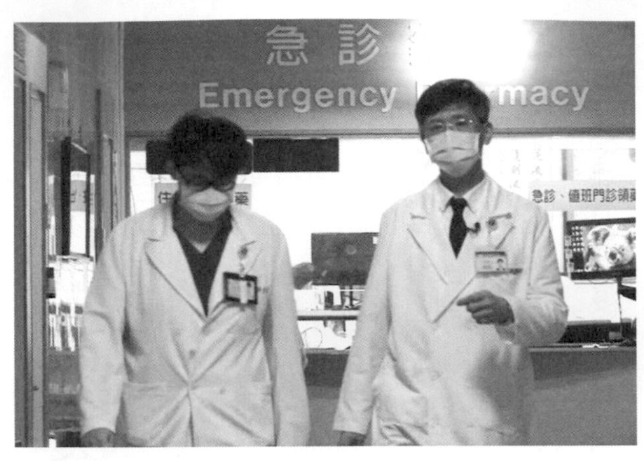

楊久滕（右）與急診部同仁們一起守護病人與醫院。圖／台北慈院

都不知道。」楊久滕說，所以「每個病人都要懷疑」，因爲TOCC（註2）不準確，已經爆發社區感染了！爲了守住醫療量能，避免院內感染，所有進入急診的病人都必需先快篩、再治療。

楊久滕同時也是衛福部臺北區緊急醫療應變中心的副執行長，讓他最感揪心的是，「如果看上去像是中風、心肌梗塞、重大外傷，是不是應該先穿好防護衣先去救他，而不是確定他不是確診者才去救他？」但是醫療量能有限，爲避免交叉感染，幾乎每家醫院的流程都必須先等待篩檢結果，再執行治療步驟，所以這類病人因爲新冠肺炎，生死總在千鈞一髮之際。

而當時還有另外一項困難：「快篩不準、篩檢不快」，較爲準確的PCR篩檢最快也要四小時，「但中風、心肌梗塞的病人，得在半小時到一小時內就要趕緊治療，黃金時間都被耗光了，非常緊張。」楊久滕說。

急診診間裡有位病人心絞痛，正在等待篩檢結果，醫師比他更心急，快快快，催問著篩檢。好險結果是陰性，趕緊送去做心導管手術。病人做完手術回來仍處於急性觀察期，原本該後送內科加護病房的，只是疫情排擠到其他疾病量能，一般加護病房降載減床，也沒有床位了，便直接留在急診觀察，所幸病人度過急性期，安全順利的轉進一般病房。

這類心肌梗塞的病人，最好的處置是做心導管、氣球擴張術及支架放置術；另一種處置則是打血栓溶解劑，但打了行不通還是得做心導管手術。楊久滕說，但是臺灣沒有幾家醫院設有負壓心導管室，疑似確診病人在篩檢結果未明前，只能等等等，所幸

註2

TOCC意指病人風險評估表，包括旅遊史（Travel），職業別（Occupation），接觸史（Contact），及群聚史（Cluster）。

台北慈院沒有病人因此出事，「我們得到的消息是，那段期間也很少有病人因而受難，這是非常幸運的。」

台北慈院的急診團隊近百人，有兩間負壓隔離病室，過去只有一、兩位「接觸確診或疑似病患」的醫護需要換上防護衣裝，但疫情爆發後，每位醫護都得全程穿上防護裝，急診一個班別十二小時，辛苦可想而知。醫護更需適應的是，帶著口罩、防護面罩、雙層手套，讓所有急救操作更不順暢，面罩一起霧時更難上加難，後來院方提供防霧面罩，也讓醫護更順手。醫院爲了保護同仁，已預先設置男女盥洗室，讓同仁下班沐浴後再安全返家。

「急診的同仁都是自動自發出來的，沒有人退縮，因爲我們是最熟悉前線的，保護自己、保護病人、保護醫院，是我們的責任，坦白講，這樣也保護了我們的家人。大家是同船一命、同島一命。」

台北慈院火力全開，沒日沒夜加速開設專責病房，總算隨著病房開張、承接「加強版防疫旅館」，大大緩解了急診緊繃的壓力。但另一方面，原本戶外檢疫站，民衆採檢完，要等快篩結果後才離開，但在人潮壅塞時，卻無處可等，下大雨時更糟；需

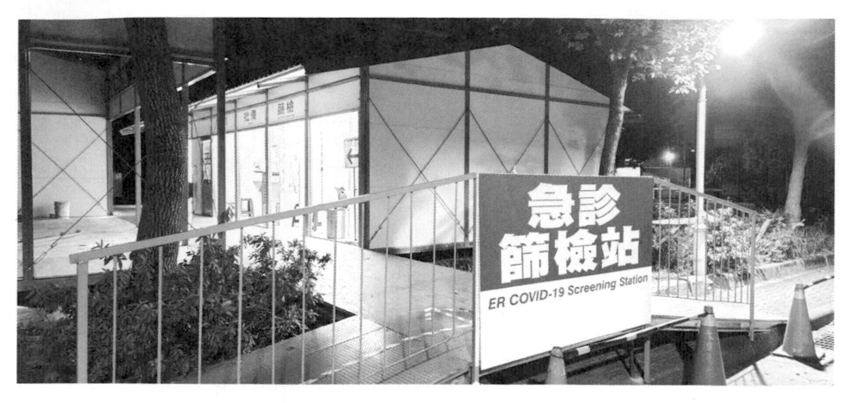

楊久滕認為急診就如醫院的守門員，必須擋下所有可能的威脅。當TOCC與臨床症狀均無法確認時，需在院外設置「急診篩檢站」來決戰境外。楊久滕／攝

要打點滴的疑似病人也沒地方施打。爲此，慈濟的營建團隊趕緊來協助將戶外檢疫站升級；六、七月更在停車場區搭建鐵皮屋，內設空調，確診病人或疑似確診病人有五間觀察室可以施打點滴、抽血、檢查；再加上獅子會捐贈的日立負壓隔離艙可急救插管，讓台北慈院有了較爲完備的戶外醫療站。

科技輔助教學

第一線醫療人員面對確診病人的壓力，外界其實很難體會，要如何降低臨場緊張感，通常只能靠「不斷演練」。值得一提的是，從二〇二一年三月到六月，台北慈院的教學部、急診部與宏達電的智慧醫療部門 DeepQ

合作，成立「VR醫學模擬訓練中心」，透過最新研發的虛擬實境負壓隔離室、發燒篩檢站，以VR來訓練醫護人員的實作能力。

楊久滕認爲，醫護若不夠熟悉，進到臨床現場很可能被感染，再加上面對確診病人的心理壓力等，難免忙中有錯，「但是透過虛擬實境的『模擬教學』，就能提前讓醫護熟悉現場，降低眞正進入臨床的緊張感，VR模擬訓練也在這次疫情扮演了關鍵角色。」

「**災難應變，永遠是要發生事情，才會進步。**」楊久滕深信，疫情底下大家共同學習成長，也留下了深刻省思與寶貴經驗，朝著精進之路繼續向前。

之三
創意改裝採檢站　躍上國際期刊

台中慈院急診部主任李冠儀，在二〇二〇年疫情之初所面臨的最大衝擊，在於一般人、包括醫護，對新冠肺炎的恐懼與不了解，曾讓他一度感到孤軍奮戰。

當時臺灣有零星確診個案，台中慈院急診部也需支援小規模的採檢，但起初，院內有些同仁面對採檢是有壓力的，促使他開始尋找更安全的防疫措施、不斷思考如何降低採檢風險。

那時多數醫院使用戶外帳篷來採檢，由醫護人員穿上防護衣，面對面幫患者進行採檢。防護衣密不通風，對醫護同仁體力消耗是一大考驗。再者，由於是面對面採檢，即使防護衣能有效阻隔，脫除防護衣時仍有感染的疑慮。

花蓮慈院的急診醫師賴佩芳，在第一時間研發了「複合式負壓採檢站」。在接受大愛電視台採訪時，她說，「萬一疫情爆發，我們可能一天要採檢上百人，那不可能穿脫上百次的防護衣，如果要穿脫一百次一定會犯錯，反而容易染汙。」但若搭建一間小屋，病人在裡面、醫師在外面，在牆上打兩個洞，鑲上手套，醫護的手就可以伸進去幫病人採檢，醫師與病人是隔開的，可以保障醫護及病人彼此的安全。賴佩芳設計的採檢站，花蓮慈院的工務組四天內便火速完成，也讓花蓮慈院的屏蔽式採檢率先起跑。賴醫師同時設計了急診移動負壓採檢艙、急救防疫隔離罩，保護第一線救護人員。

李冠儀也在思考，如何讓採檢醫師與被採檢者完全隔開，可以不必穿防護隔離衣來加速採檢流程。當時任職新竹馬偕醫院的曾毓淇醫師（註3）發表正壓採檢艙的概念，利用在貨櫃屋上開窗，鑲上手套，讓醫師在屋內、病人在外面來進行採檢。李冠儀採取了這個概念，然而不論正壓或負壓採檢亭，造價都不便宜。他轉念一想，何不利用現有空間來改裝，既省錢又快速。

他在急診室內找到一間會談室，剛好有兩扇對外的氣密窗。在簡守信院長支持下，那兩扇窗改裝成透明壓克力窗，各挖了兩個圓洞，鑲上乳膠手套，如此一來，被採檢者直接隔絕在院外，醫師則在院內，兩邊空氣完全阻絕，院內原本就有空氣過濾循環，也不需要再裝設正壓，整個改裝工程，不到兩萬元搞定。

這項以創意、原建築改裝的採檢站設置完成後，再也沒有同仁抱怨採檢不安全了。急診內的採檢區，反倒成了急診最安全的綠區，在裡面採檢的醫師不需穿著防護衣，大幅降低採檢時防護衣的損耗量，牆外的清潔消毒也更爲簡潔、快速，最快兩分鐘即可採檢一位病人。

二〇二一年，李冠儀主任、曾毓淇醫師、澳洲格里菲斯大學公衛博士候選人顏采如，將此舉撰寫成論文「Acrylic window as physical barrier for Personal Protective Equipment (PPE) conservation（以壓克力窗作爲個人防護設備〔PPE〕保護的物理屏障）」，更登上《美國急診醫學期刊》（*The American Journal of Emergency Medicine*），讓臺灣防疫表現一舉躍上國際知名期刊。

更讓李冠儀開心的是，世界衛生組織（WHO）採納他所設計的採檢站，且列入正式的流程建議。過去，WHO 建議醫師採檢一定要穿隔離衣，但這種物理性屏障的作

註3 曾毓淇醫師當時任職於新竹馬偕醫院急診科，現爲西園醫院急診顧問。

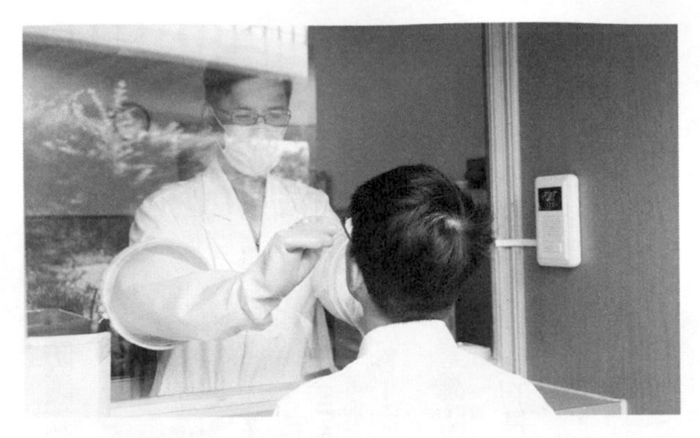

台中慈院急診部主任李冠儀，利用現有室內空間，創意改裝採檢站，不僅躍上國際期刊《美國急診醫學期刊》，更讓世界衛生組織（WHO）採納此物理性屏障的做法並列入正式的採檢流程建議。圖／台中慈院

法，顛覆了他們原本的想像。

二〇二一年五月，臺灣爆發疫情，台中慈院急診部的採檢量從原本的一天一百多人，暴增到一天兩百多位民眾，被匡列需採檢的或是有症狀而自我懷疑的，都來採檢了，李冠儀與急診主治醫師們也日夜加班。但不同的是，這一年來大大小小的採檢，不論室內、戶外、病房採檢，台中慈院的眾多醫護都自願跳出來協助，院長簡守信也帶頭親自為住院病人採檢。疫情真的來了，全院同仁們的凝聚力也更緊密。「這個，我來！」是李冠儀在疫情期間聽到最溫柔的聲音。

第三章 愛在白金——宛如小型醫院的防疫旅館

二〇二一年五月，全球防疫模範生——臺灣，從原本的水靜無波終於遇上了排山倒海的大浪。雙北疫情飆升，甚至有專責醫院在院外搭起帳篷收治確診病人。台北慈院除了不斷加開病房，也爲了因應大量篩檢的民眾，日夜趕工建立「戶外篩檢站」。

「當時我們就覺得情況不太對，急診外的篩檢站一堆人發燒，我們已經有警覺了。」鄭敬楓副院長說。醫護檢驗同仁也在篩檢站篩檢出不少陽性病人。病人不斷湧入，趙有誠院長則緊急擴充病房。

然而，隨著每天五、六百人的確診人

數，醫療量能依然吃緊。更有媒體驚悚報導，有疑似確診者在家過世；指揮中心快速啓動了「北病南送」、徵召防疫旅館。新北市政府徵召了六間飯店成立「加強版防疫專責旅館」來收治輕症確診者，趙有誠院長允諾承接一處，帶著醫院同仁全力抗疫。

五月二十四日接獲新北市衛生局通知，即將承接「白金花園酒店」作爲防疫旅館，由徐榮源副院長擔任總指揮官，鄭敬楓副院長擔任副指揮官，護理部吳秋鳳主任負責衛生統籌；台北慈院也跨出院區，與飯店人員、警察保安小隊共同合作，分成醫療組、後勤組與安全組，來守護民衆健康。國軍弟兄也承接起旅館內外與住房的消毒需求。

短短一周的籌備期，台北慈院完成了人力召募、感控動線規劃、電腦設備架接、在飯店地下一樓停車場搭建起防護衣的著裝區與卸裝區；爲所有工作人員（包括警察、飯店工作人員、清潔人員）篩檢、施打疫苗、教育訓練（防護衣穿脫等）；也將醫療急救器材、十五臺製氧機等設備全數送進旅館。

酒店一樓大廳成了醫護駐守的工作站，宛如一家小型醫院在此二十四小時服務。台北慈院更爲防疫旅館設計了一套「資訊系統」，病人一進到房間就可以掃描 QR Code，連上 Line 直接與大廳的醫師視訊看診。譬如，病人或小孩身上起疹子，醫師可以透過視訊看診開藥。新北市衛生局及後續開張的深坑檢疫所，都覺得這套資訊系統便捷實用，而在修改後加以援用。

五月三十一日，台北慈院駐守的「加強版防疫專責旅館」正式啓用，專收輕症確診病人，也大大紓解了台北慈院的壓力。由於急重症及內科系醫師都在醫院照顧確診病人，此處便由外科系的醫師來輪值，如遇到生命跡象不穩定的病人則立刻轉送醫院治療。

「**第一天，就是震撼教育！**」專長兒童心臟科的鄭敬楓副院長說，救護車一輛又一輛地來，從早到晚沒有停歇，第一晚便住進了一一九位確診住民。

這之中，有許多民眾篩檢確診後，便在家裡等待衛生局通知，有些人等了一、兩天，但有民眾已經等了一個禮拜到十天。病症會變化，但在疫情高峰期，資料來不及更新，有些病人送來時血氧濃度過低，又原車送往醫院治療。

那天，鄭敬楓副院長及多位醫師、護理師從早上八點便穿起兔寶寶裝，幫即將入住的確診者篩檢、量測血氧、血壓等，一直到晚上八點多，才結束工作。防護衣穿上半小時就汗流浹背了，那天，他們卻穿了整整十二個小時，「那眞是非常非常辛苦，但是大家鬥志高昂！」到了第四天，白金防疫旅館已經住滿二百五十位確診住民。

徐榮源副院長叮嚀醫護，每天早晚兩次交班時，請護理師們把發燒、胸悶、會喘及血氧較不穩等的病人列在白板上，並安排好萬一需要轉院治療時的先後順序。欣慰的是，許多病人在氧氣、藥物等治療下逐漸好轉、採檢也轉陰性，就可以返家，把房間讓給其他需要隔離的輕症病人。

驚險中看到愛

「其實一開始我們很ㄘㄨㄚˋ！（擔心

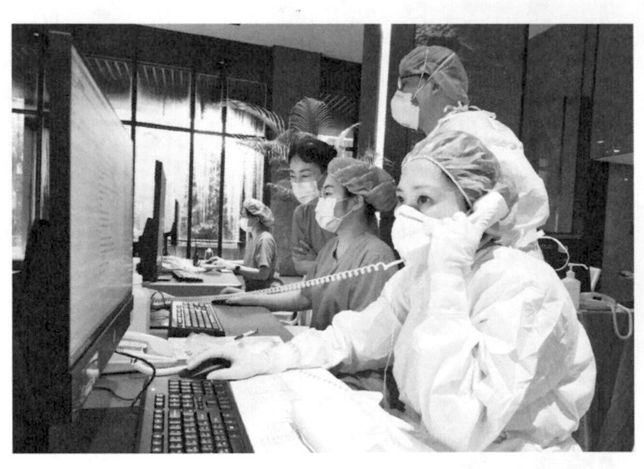

白金旅館：台北慈院承擔的「加強版防疫旅館」，二十四小時皆有醫護駐守、日日問診，宛如一間小型醫院。圖／台北慈院

害怕）」鄭敬楓說，因爲飯店不像醫院的專責病房有監測影像設備可以隨時監看病人病況，靠的是每天兩次電話問診和視訊看診，以及不斷衛教、請病人有狀況主動回報等。但是新冠肺炎病情變化快速，「你不知道病人眞實狀況如何，當時臺北市又曾爆出有確診者死在防疫旅館中；甚至還有確診者逃出旅館，這些都是隱憂，我們只希望積極守護，意外狀況不要重演。」

更令大家提心吊膽的是，防疫救護車從早到晚「喔咿喔咿」的鳴笛聲響、來來回回接送病人，隨著確診及死亡人數飆升，會不會引來防疫旅館附近鄰居的恐慌，抗議爲何要把專責旅館設在此處。

但是這樣的疑慮在第三天便化解了。那天，旅館對面一棟住宅的二樓鄰居在自家一排透明窗戶上貼了斗大的字報，一張海報只寫一個字，串連起來就是：「辛苦了」。醫護與旅館人員一瞧見，幾乎要飆淚了。一開始是二樓先貼，緊接著三樓、一樓也跟著貼上感謝醫護等大字報。甚至有醫護在一樓交接班時，一抬頭竟看到附近鄰居在三樓窗邊舉起右手向醫護人員敬禮。由於天氣炎熱，還有鄰居自掏腰包送來附上感恩字條的清涼飲品，慰勞防疫團隊。這些都讓執勤的醫護非常動容，鬥志也更爲高昂。

重重困難中──突破

不只鄰居有愛，民間和政府機構也積極配合。一開始，飯店清潔人員擔心確診病人住過的房間裡全是病毒，怕因而染疫；當時國際新聞又屢屢傳出防疫飯店的送餐或清潔人員被感染。幾番協商，最後由國防部的國軍化學兵協助消毒。上午消毒、下午靜置，到第二天上午，再讓飯店清潔人員入內清掃，安全無虞。這段期間，台北慈院每周定期為飯店人員、警察、醫護做篩檢，確保旅館安全也讓大家安心，白金酒店的老闆則不時送上水果慰勞醫護員警。

在確診病人不斷湧入的第一周，徐榮源、鄭敬楓兩位副院長幾乎是二十四小時在旅館內輪值待命。當然，也遭遇了幾起驚險事件。

第一個周六下午四點多，醫護連續打了好幾通電話給一位住民，他卻始終沒接聽。原本護理師要帶著急救包上樓查看，但團隊擔心若不是醫療問題，而是偷跑出去或其他問題，則有風險。當時住進來的住民，也有些是身上布滿刺青的；也曾聽聞其他檢疫所曾有住民吸食毒品等。因此，標準流程改由兩位護理師帶著急救設備，再加上警察帶著警棍，三人一組前往查看。

猛敲門後，終於有人來應門。還好是虛驚一場，原來是一位睡到不省人事的男士，他兩天前從美國返臺，還在調整時差。

另一次緊急事件，則是工作站在晚間接到家屬電話，家屬打手機給他的母親，但是母親沒有回應，只聽到六歲的女兒哭著說：「阿嬤叫不醒。」兩位護理師趕緊衝上樓察看，發現這位六十多歲的阿嬤心臟病發已無生命跡象，立即進行心肺復甦術；一旁的小孫女哭著問：「阿嬤會好嗎？」護理師強忍悲傷告訴她：「阿嬤會加油，妳也要加油，妳也很勇敢。」

好不容易拉回阿嬤的心跳，送上救護車時又停了，車上救護人員繼續急救，後送醫院。阿嬤的六歲孫女，則由護理師親自護送到她父母居住的另一間檢疫所。其實當天下午，醫護去電詢問阿嬤的氧氣濃度及其他症狀時，阿嬤都是正常的，卻因猝不及防的心臟病發而送往醫院。讓人難過的是，阿嬤最後還是離開了。

旅館內還有一位情緒激動的中年男子，嚷嚷著：「你再不讓我回去，我就跳樓給你看。」讓大家膽顫心驚。這位先生帶著小女兒住進防疫旅館，當時防疫指揮中心規定

Ct值大於三十才能解除隔離，他的Ct值仍未符合標準，卻老嗆著：「衛生所說我可以回家了，你們還不讓我走。」爲此，鄭敬楓幫他詢問了衛生局，得到「未達解隔標準」不准離開的答案，只能軟硬兼施，持續跟他溝通。

幸也不幸的是，兩天後，他的太太、大女兒也確診了，一起住了進來。爲了安撫這位先生，特別安排一家四口住在門對門的兩個房間。一天有幾個時間，他們可以打開門，互相打氣、對看，這位先生就再也沒有吵著要跳樓了，還住了二十一天之久。

推動蔬食的防疫旅館

然而，上述難題，都沒有全程「推動素食」來得費盡心思。

一開始，警消人員聽到防疫旅館內「僅提供蔬食（素食）」時，忍不住說了句「這會暴動吧？」因爲即使是輕症的確診病人，心情都是忐忑不安的，長時間被隔離在狹小空間裡，精神更爲苦悶。這種情況下，又要改變平常的飲食習慣。一兩天吃吃蔬食還好，但三天、五天、十天……甚至更久，行得通嗎？

另外，就執行面而言，台北慈院原本沒有把握飯店是否願意供素，因此也事先規畫與素食餐廳合作或是由醫院營養師、廚師來調配等方案。沒想到，飯店老闆慨然應允，「疫情期間，飯店廚師也需要工作，就讓我們來試試吧！」飯店主廚一接到茹素訊息後，立刻清空冰箱內所有葷食。台北慈院的營養師也與主廚商量，如何透過蛋、奶來提高蛋白質、增強免疫力，並做出讓葷食者也能喜愛的素食版本。

第一周，果然有住民反應，「我不是吃素的，怎麼把我送來這裡？」「只有素食嗎？還有別的選擇嗎？」還有位具營養師背景的入住病人表示，他不要任何豆製品，只要新鮮蔬果，主廚也爲他特製。

鄭敬楓說，「很幸運的是，正巧當時海內外新聞媒體爭相報導一篇於二〇二一年六月所發布有關新冠肺炎的研究論文，這篇刊登於《英國醫學期刊營養、預防與健康》（*BMJ Nutrition, Prevention & Health*）的論文，證實素食可以讓新冠肺炎病人轉爲重症的風險降低約七三％。」這項研究由美國知名的約翰霍普金斯大學所領導的團隊，針對法國、德國、義大利、西班牙、英國、美國等六國照顧新冠肺炎病患的第一線醫護人員進行問卷調查，近三千名醫護有五百六十八人確診，其中重症一百三十八人、輕症四百三十人。研究結果發現，採取植物性飲食的患者轉爲新冠肺炎重症的風險降低約七三％，有助於保護醫療人員與民衆。（註4）

台北慈院趙院長順勢將這項由媒體率先報導的重要研究，請公傳室做成了推廣素食的宣傳單張，發給每位入住者，還做成海報宣導。自此後，鮮少有住民對茹素提出質疑。再加上飯店主廚的手藝就是不一樣，美味且講究配色的素食便當，改變了多數人對於素食的刻板印象。

有位警察大哥分享，一開始要執行防疫旅館的勤務時很害怕，「但吃了慈濟的素食便當後，就像大力水手，不再害怕。……我都那麼怕跟確診者接觸會喪失生命了，更不用說動物的生命也很重要，素食讓我了解生命的可貴。」還有位確診的開業醫師也與鄭敬楓分享，說他住進防疫旅館的這十二天，戒菸、戒酒，又吃素食，體重降了三公斤，精神也變得非常好，他很感謝這段時間在此靜養，讓他重新看待生命與生活方式。

防疫旅館內的另一帖安心良方，則是趙有誠每天傍晚特地前來，透過房務廣播跟住民談心：「各位鄉親大家晚安，我是台北慈濟醫院院長趙有誠，每天傍晚黃昏時刻，我總是帶著證嚴法師的祝福來這裡跟大家聊聊天，今天也是一個平安的日子……」院長溫暖的每日祝福帶給住民一股安定的力量。有位小朋友解隔返家前，童言童語地說著，「每天牆壁上都有一個阿北跟我講話。」這位鼓勵著他的阿北（伯伯），正是趙院長。

醫療之外

在白金集滿五十五天全勤的鄭敬楓醫師，每天打電話問候病人、做身體評估、解隔評估。病人們也會向他訴苦，他像個聽故事的人，總是耐心十足的讓病人傾吐，也幫忙緩解這些病人除了醫療之外的其他問題。

像是有位在環南市場賣菜的阿嬤，不慎把疫病傳染給在百貨業任職的媳婦，媳婦非

註4

英文論文出處：*Plant-based diets, pescatarian diets and COVID-19 severity: a population-based case–control study in six countries* / https://nutrition.bmj.com/content/early/2021/05/18/bmjnph-2021-000272

常不諒解，她則十分鬱卒。當時有幾家百貨公司有櫃姐確診，百貨公司被迫停業清消，確診者壓力大，自然會轉嫁到家人身上。疫情破壞的不只身體，還有密切的家人、親友關係。

還有位年輕媽媽，分別帶著一歲到四歲的三個幼子入住。她的公公染疫，在內湖的一間醫院病逝了，她因爲被隔離，來不及見公公最後一面，不能爲老人家送終，讓她非常難過憤恨，因而對政府也有許多不滿。鄭敬楓不斷安慰她、鼓勵她，「人走了，一定會很捨不得，但妳看看，妳這三個孩子這麼可愛，他們都很需要妳，別想太多，一起加油，趕快好起來。」台北慈院的醫護團隊與社工，特別爲她的孩子準備了奶瓶消毒鍋。飯店睡床沒有護欄，怕孩子跌下床，團隊幫她採買活動床欄，把床圍起來，讓孩子更安全；營養師也爲她準備牛奶、餅乾、幼兒營養品等，大家用愛來寬慰這位傷心的媽媽。當媽媽帶著孩子離開時，臉上已掛著笑容，尚未踏進家門，就已請人送來一批手搖飲料，慰勞炎炎夏日中執勤的這群醫護。

另一位帶著兩個稚子住進旅館的媽媽，則是因爲三歲兒子確診，媽媽「一打二」爲了照顧兒子，只好把沒確診的一歲女兒也帶進旅館。三歲男孩愛吃布丁，醫護都稱他們「布丁兄妹」，他們也很順利的在九天後返家。

只是沒想到幾天後，衛生局再度篩檢，換媽媽跟妹妹確診了。媽媽特別拜託衛生局，安排他們住進台北慈院負責的檢疫旅館，母子三人再度入住。護理師們只要收到飯店或志工送的布丁點心都捨不得吃，特地留給布丁兄妹，讓他們冰在冰箱慢慢享用。每天中午，旅館會播放慈濟歌曲——「祈禱」，鼓舞大家。一歲多的小妹妹，只要一聽到「祈禱」便翩翩起舞，媽媽還特地錄下影像，讓醫護們驚呼：「也太可愛了！」

這位媽媽離開白金之前，寫了一封長長的感謝信給醫護：「……整個六月份幾乎都在新店檢疫所度過，接到電話通知可以離開時，還有點捨不得……很感謝慈濟醫護的照顧……」文中提及，端午節時，慈濟特地送上粽子，讓他們也能感受節氣的溫暖。

收到這封信時，鄭敬楓手舞足蹈地非常歡喜，護理人員則急忙提醒：「鄭副，這個信是有病毒的，要用塑膠袋裝好、噴酒精。」鄭敬楓笑說，因為病人親自拿給他，他高興到都忘記了，要給趙院長看，院長則很清醒，笑回：「不要給我，遠遠的看就好了。」

防疫旅館中，還有一位六歲的王小弟弟，每次幫他篩檢時，因爲很不舒服就哭了，鄭敬楓使勁安慰他，還向他道歉：「對不起，讓你不舒服。」沒想到，這位小弟弟要解隔前，將早餐盒做成了卡片，上面畫著救護車、大針筒、旅館方格房，還用注音寫著：「謝謝你的幫忙。」

旅館內爲了降低感染風險，盡量撤光房間內的物品，包括信紙也撤走了，所以醫護們收到的感謝函及卡片，是由各式各樣的回收紙作成。有一家人，用的是退熱貼背後的紙片，上頭寫著：「謝謝大家的幫忙跟照顧，你們辛苦了。每天早上附送的『淨斯本草飲』，我們都有乖乖喝喔！要讓病毒快快散去……」

一位七歲的孩子畫了一張以旅館、救護車爲背景，醫師、護理師、警察、飯店人員爲主角的圖畫，送給大家。在此駐守的一位警察，畫功堪稱一流，他模仿小朋友的畫，把醫護警勤畫成進階版的動漫人物，成了吸睛之作。還有位氣喘的阿嬤，離開時叨叨唸唸一定要捐款給醫院。

醫療之外，醫護也嘗試爲特殊住民提供細膩的生活服務。像是請營養師爲食慾不佳的幼兒準備小兒補體素；透過 Google 翻譯得知一位越南籍住民想吃橘子，護理師在不是產季的炎夏六月，想盡辦法找來橘子給他吃、撫慰他不安的心。

在這裡，每天都有一抹微笑的美事，讓辛勞中有滋潤。

最好的生命教育

確診的小安（化名）和弟弟即將被救護車接走的那一刻，爸爸再次擔心的問，「你可以嗎？要不要陪你們去？」

「不用，我可以照顧弟弟。」小安爽快地回應。他不過是個國三的大男孩，這是人生第一次，他和弟弟單獨去外面住，住的還是連房門都不得踏出半步的「防疫旅館」。一家人都在居家隔離，爺爺、奶奶只能從住家樓上看著救護車接走兩兄弟，頻頻掉淚。

救護車抵達白金時，鄭敬楓看到兩個男孩下了車，問道：「您們家的大人呢？是下一臺救護車來嗎？」

小安酷酷的說，「沒有咧，就我們兩個。」

哥哥小安十五歲，弟弟九歲，因爲是青少年帶著小學生獨自前來，團隊也特別關心他們，時常視訊關懷。小安的弟弟咳嗽需吃藥治療，「他不想吃磨粉的藥，但是一整顆藥給孩子吃，劑量又太多，所以我去買了切藥器送給他，教他怎麼使用，讓他一次

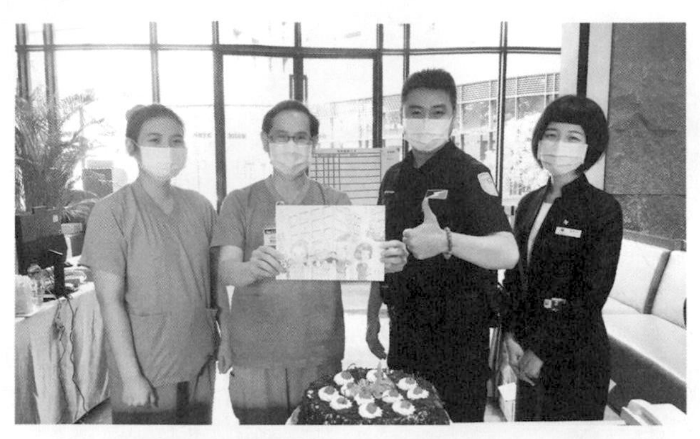

「加強版防疫旅館」服務滿月之際，駐守的警察模仿小病童的謝卡，畫下了有「醫師、護理師、警察、飯店人員」合作守護的防疫旅館。圖／台北慈院

吃半顆，一天三次。」鄭敬楓說。

小安每天跟鄭敬楓醫師視訊時，也不忘展示他乖乖聽話的戰績：「我便當都有吃光光喔。」是個體貼的大男孩。當時處在疫情高峰期，衛生局僅能依照「確診時間」來安排檢疫住所，無法依照家庭成員來安頓，因此小安媽媽住進了另一間檢疫所。爲了讓媽媽安心，鄭醫師經常以Line向她回報兩個孩子的狀況。

端午節那天，小安還讓弟弟表演「立蛋」給鄭醫師看，雖然用的是水煮蛋。後來小安先達到解除隔離標準，要離開前，鄭敬楓知道小安的中文作文很好，但英文還要加強，因此送了小安一本英文演講集及證嚴法師的

《靜思觀自性》文集。文集裡有段話，恰巧提到哥哥要勇敢有毅力地照顧弟弟，「我覺得他都做到了，就把那一頁念給他聽。我還告訴他，若將來升高中需要推薦信，我可以幫他寫。」鄭敬楓說，雖然疫情來得很突然，但他卻看到許多確診者面對疫情的成熟與從容，好比小安。小安的媽媽則分享，雖然沒有人希望染疫，但疫情卻給孩子一個很好的人生課題，讓他學習獨立、照顧家人，是很難得的生命教育。

台北慈院承接的加強版防疫旅館，在七月二十二日任務告一段落，這五十五天一共收治了五百九十四位確診病人，其中一百四十四位病人後送至醫院，確診住民解隔後的滿意度高達九十一點七分。參與其中的鄭敬楓認為，台北慈院經由這次經驗展現了三個成果：「**對抗新冠肺炎的創新模式、跨出慈濟與其他單位合和互協、有愛無礙的最佳實證**」。

第四章
康復後，面對變色人生

美秀（化名）已經出院十天了，屋外，盛夏陽光燦亮，她卻一臉陰鬱踟躕著自己到底能不能踏出家門。鄰居會不會躲著她？或投以異樣的眼光？出去會不會遇到熟人？腦袋一轉，出門的勇氣瞬間沒了。惴惴不安的她，再度坐下，呆望著窗外。

早已年過六十好幾的美秀，自公職退休後獨自照顧著年邁母親，生活安穩平實。一場新冠肺炎卻讓母女倆雙雙染疫，她被送到台北慈院，母親則送往他院，最後不敵疫病而逝。美秀雖從鬼門關逃過一劫卻一點也不開心，始終感到自責和罪咎，總認爲是自己傳染給母親的；無法見最後一面、好好送行的傷慟更日夜啃蝕著她，連帶帶走她的勇氣與生氣。

美秀不知道自己是否能出門，台北慈院的社工師鼓勵她，還是可以跟往常一樣早早起床，戴起口罩，先試著去公園走一走。她開始踏出家門，但仍沒有勇氣走進商店採買生活必需品，她擔心碰到熟人、擔心把疫病傳染給他人、也擔心自己再度被傳染。社工師繼續給她信心，請她先想好要買的商品，同樣戴好口罩，先挑「人少的時段」去採購。

台北慈院社會服務室主任吳芳茜說，有好些確診病人出院後仍有許多擔心與不安，就如同美秀一般，會自我懷疑「我眞的已經安全了嗎？會不會再傳染給親友？那我何時可以回到職場？我眞的可以出門了嗎？」

原本聰慧的美秀，出院後連要去公務機關爲已逝母親辦理「除戶」，都顯得舉步維艱。勇氣沒了，社交處事能力也被抽走，「社交畏懼」成了衆多出院病人要努力跨越的關卡。「不是他們沒有能力，而是生活的勇氣突然不見了。」吳芳茜說。台北慈院的社工師、精神科醫師、心理師，持續關懷需要協助的病人，引導他們回到日常生活作息與結構，才有辦法恢復到眞正的常態。

協助要更快 更直接

美秀是台北慈院所追蹤、協助的出院確診個案之一。回首二〇二一年四月底，桃園諾富特飯店爆發疫情，社服室主任吳芳茜即請同仁準備「生活備品」，包括牙膏、牙刷、毛巾、拖鞋等，送過去給專責病房備用，如此一來，病人即使是半夜、假日送到醫院都能應急。

不到兩周，生活備品竟然全都用上了，北部爆發社區感染，台北慈院收治了許多來自疫情熱區的病人，也發現病人的樣貌跟前一年相比，大不相同。

在臺灣疫情風平浪靜的二〇二〇年，台北慈院曾收治十七位確診病人，百分之九十是海外留學歸國的年輕人，檢疫期間即被篩檢出陽性，也就是所謂的「境外染疫」，因爲年輕又屬輕症，他們的自我照顧能力都很好，加上帶著行李回臺灣，即使來到醫院，幾乎什麼都不缺，熬過三次檢測陰性後也都順利出院。

但是二〇二一年五月臺灣已爆發社區感染，非常多「家庭群聚染疫」，有些前來篩檢的病人，篩出陽性需要直接住進病房，由於家人也在隔離檢疫所或醫院，身無一物，這些生活必要品，全都由社工師來張羅打點了。

讓吳芳茜驚訝的是，五月中旬，台北慈院專責病房才開設第二周，就傳出死亡個案，「不是在我們醫院，但怎麼這麼快！」吳芳茜聽聞專責病房裡，一位壯年病人半夜裡撕心裂肺的嚎哭，因爲住在其他醫院的父親不敵疫病過世，他悲慟難抑。「我是非常震撼的，太快了！我們來不及協助病人做『四道人生（道愛、道謝、道歉、道別）』的告別，但這非常重要。」她說。

吳芳茜感受到這波疫情的兇猛，服務必須更快速、更直接。她告訴同仁，「我們不能再跟以前一樣，透過護理師再轉介給社工，我們必須更直接服務病人。」拜科技之賜，社服室在一周內組建了跟病人的Line群組，稱之爲「關心鈴」，能快速銜接病人的需求與難題；病人透過私訊也有了抒發的管道。當時台北慈院陸續開設了五間專責病房（每間病房各約二十餘間病室），吳芳茜讓其中六位社工，一人負責一間病房，包括專責加護病房。

安身、安心、安生

每次發生重大災難時，證嚴法師總是一再交代，要「安身、安心、安生」，這也是吳芳茜帶領社工團隊把握的重要原則。先把病人的身體需求照顧好，設法安定他們的心，最後追蹤後續生活是否安然無恙。

當時有位媽媽胸前抱著未滿周歲的嬰兒，一手還牽著一名幼子，在台北慈院急診室外面等待篩檢，她發燒很多天了。她在中國經商的先生相當著急，打電話到台北慈院總機求助，護理長趕緊出去看，果然看到母子三人，篩檢後媽媽確診了，被送進了病房，但這位一打二的媽媽，什麼家當都沒帶。社工師林家德趕緊協助採買，他從嬰兒澡盆、溫奶器、奶粉、洗奶瓶刷等，以家人的心為病人精打細算，挑選CP值高的，讓這位媽媽透過手機相片一一確認後，採買帶回病房。

這便是「安身」，第一時間解決病人生活所需用品。那兩個半月來，社服室協助採買的品項超過兩百項，從手機充電線、轉接頭到不同病人慣用的衛生棉紙等，社工師成了採購大隊，選物、拍照、讓病人確認物品與價格後採買等；過程細瑣，財務室、醫事室全來幫忙設定批價、核銷流程，一起協助這項「安身」服務。

「安心」做的又是什麼呢？主要是因人而異的個別化撫慰關懷或情緒引導紓解。譬如，有位五十餘歲的女病人阿蘭（化名），她長年同居的男友發燒多日卻不願就醫，最後在家中往生並確診新冠肺炎。阿蘭則被送進台北慈院，她起初很憤怒，男友明明生病了卻執意不就醫，後來不但死在她身邊，還害她染疫。但另一方面，她又非常不捨，更因無法送男友最後一程而感到哀傷。「這是一個很複雜的悲傷，」吳芳茜說，阿蘭後來甚至起了自殺的念頭。社工師傾聽阿蘭的憤怒與悲傷，得知她信仰佛教，便買了抄經本給阿蘭，讓她藉由抄經把心靜下來，同時化成祝福回向給男友，這比阿蘭原先單純念佛更有行動力。身心科的醫師也一起來照顧阿蘭，這是「安心」的過程。

阿蘭的男友長年是她的經濟支柱，但男友病逝，房東藉此收回租屋，她該何去何從？社服室也銜接起艱難的「安生」任務。阿蘭其實有位成年的女兒，只是關係不那麼親密，她不想因染疫叨擾女兒。在社工師穿針引線下，阿蘭願意跨出「找回關係」的那一步；女兒也願意來關心媽媽，並重新找租屋和媽媽一起生活。

阿蘭出院那天，社服室提供了「安心生活箱」（食品等物資）、急難救助金，也幫她叫好防疫計程車。一離開醫院，阿蘭卻顯得焦慮不安，不斷撥打電話給社工，再三確認細節，回到家後她還報了平安。阿蘭定期回到台北慈院身心科門診就醫，回診時也會來找社工師會談，朝穩定之路，一步步邁進。

在「安生」部分，台北慈院社服室協助了許多病人，包括爲長者尋找出院後的安置機構、銜接其他社會資源等；然而最強大的後盾始終是「慈濟基金會」，包括提供經濟弱勢病人「安心生活箱」、「蔬果箱」；也爲窮困的染疫後失業者，提供急難救助金、志工訪視關懷等，協助他們度過疫變難關。

「我是一個社工，做的是『人』的工作。如果我們願意走入病人的生命，跟他有多一點的交會，或許就能讓他有多一分力量能站起來。」吳芳茜說，過去多年參與「心蓮病房」安寧療護的訓練，讓她更重視「人的尊嚴與完整性」，這也是她帶領團隊同事一起努力的方向，也因此他們經常花很長的時間跟病人會談、傾聽、試著理解、紓困，不論是生活或心理的困頓。

社服室在病人出院後七到十天，持續追蹤，舉凡有喪親或精神疾病的病人，身心科醫師也共同協助後續關懷。讓團隊欣慰的是，有些病人在短期急難救助後找到新工作、重回職場；有些漸漸恢復了生活的日常，不再焦慮。「謝謝您們這麼關心我……」是他們最常聽到的一句話，也為暗黑疫病交會出許多美麗而深刻的光芒。

鄉村確診者 被孤立的難堪與壓力

在嘉義的大林慈院，在地病人出院後，會持續回到陳信均醫師的門診追蹤，這些病人的身體在一、兩個月後也都回復到不錯的狀態，可是每次回診，陳醫師卻花更長的時間來看診，為什麼呢？

讓陳醫師感到訝異的不是他們的健康，而是他們難以復返的人際與生活。有位婦人說，她出門倒垃圾，鄰居一看到她，便趕緊跑走、躲著她。連鄰人的外籍看護遇到他們一家人都會閃避。甚至，曾有清潔車呼嘯而過，不收他們家的垃圾。

另一位年長的婆婆去市場買菜、買水果，但有攤商不肯賣，還請她別來，免得沒人敢來買水果。那些看著她的疑懼眼光，逼得她只好跑到鄰村的市集去買蔬果。還有原本開早餐店的一家人，不敢再開店做生意了，「再開，也不會有人來。」病人更擔心緊接而來的生活、經濟等雙重壓力以及該如何謀生等問題。另一位經營工廠的老闆，他出的貨被整批退回來，訂單也硬生生少了許多，未來會一直這樣嗎？他不免擔憂。

「我在診間，聽這些病人講到哽咽、落淚，可能沒有多少人能聽他們講，我就讓他們慢慢說、讓他們抒發；至少跟我講完，他們的神情也稍微放鬆了，好像把心裡的垃圾也倒掉了。」陳信均醫師更感嘆，大家都說，臺灣是很有人情味的地方，「但在這件事情上，我們的包容性實在不夠。」

嘉義因爲病人少，媒體一報導、村里長一查，加上衛生單位前往消毒，便知道是哪一戶染疫。特別是在鄉村，病人染疫後隱私被侵犯，對他們的影響非常巨大。確診病人痊癒後面臨的，是難以想像的「人際斷裂」與殘酷的「隱性排擠」。過度恐懼與知識落差所帶來的獵巫式排拒，讓確診者在經歷了疫病身心苦楚、治療後，還要面對家族被孤立的難堪與隨之而來的經濟壓力。

他們從未想過，染疫後的變色人生會如此劇烈，大林慈院的社工轉介了慈濟志工後續關懷。只盼不論官方或民間，對疫病資訊的正確傳遞、與傳遞到鄉村的方式，能更友善、有效，彌平不必要的雜訊與恐懼，讓臺灣依然保有最美的人情風景。

第五章 臨危受命的快篩部隊

之一 跑遍校園、公園與果菜市場

二〇二一年五月二十四日，臺中市一家小學附設幼兒園疑似群聚感染，已有八位確診者。爲防堵疫情擴散，台中慈院當日上午十點接獲市府衛生局任務，下午快篩部隊立即成軍，前往高風險校園爲全校師生、家長做快篩及核酸檢測。

篩檢隊伍大排長龍，許多媽媽帶著孩子前來，有些孩子因害怕而哭鬧，還有些抵死不從。一位小男孩雙手緊摀著小臉，嘴巴不肯張開。但薑是老的辣，內科部宋育民主任親切問著：「弟弟，你想從鼻子檢查，還是從喉嚨，你要選哪一種呢？」小男孩一聽「有得選」，立刻放下雙手，乖乖就範：「那我要從喉嚨。」

多數醫院的快篩任務大都指派年輕醫師服務，但台中慈院的內科主任宋育民、急診主任李冠儀都是老將，卻在緊急徵召時自願投入，也帶動其他醫護參與。

豔陽高照的午後，第一線採檢的醫護、行政人員穿著全套防護衣、口罩、面罩加手套。光是這身裝備就已讓人大汗淋漓，他們還在火熱陽光下連續工作四小時，且爲了減少防護衣的消耗（註5），他們幾乎沒有如廁，也沒有時間飲水。宋育民醫師說，第一天他穿著正式白襯衫，早已濕透、身體也感到脫水，第二天便學聰明換上團隊準備的工作服，雖然連日來大家又累又渴又快中暑，但病毒來勢洶洶，能盡快篩檢就能阻斷社區傳播鏈。台中慈院連續三天的校園採檢任務，一共完成了三百九十四位民眾快篩與 PCR 核酸檢測，也在此篩檢出陽性確診者，阻擋了病毒再傳播。

每個人都是參與者

臺灣疫情持續升溫，五月三十一日（註6），簡守信院長史無前例地召開「全院主治醫師線上會議」，包括醫技、護理、行政等單位主管，數百人同步上線。簡院長感恩全體醫護同仁的辛苦，也精神喊話：「**這場戰役絕對沒有旁觀者，每個人都是參與者，台中慈濟醫院雖然不是責任醫院，但守護生命是必須承擔的使命，大家要努力把防線做到最好，一起參與、一起安然度過。**」

台中慈院雖然不是專責醫院，但早已超前部署，並在五月二十三日即收治重症確診病人。在專責病房啓用時，簡守信院長更一馬當先，親自進病房照顧確診患者，展現他帶領全院戮力抗疫的決心。此後，每一場緊急篩檢、疫苗注射的號召，醫護、醫技、各職類同仁們沒有二話的皆積極參與。

六月六日，苗栗科技大廠爆發移工群聚染疫，連日確診人數超過兩百人。台中慈院跨縣市支援苗栗縣府在竹南科學園區社區公園的快篩站，一共有五條快篩動線，台中

註5 當時防護衣存量較為吃緊，篩檢人員若要如廁，必須脫掉有汙染疑慮的全身防護，再換上一套全新的防護衣，才能繼續篩檢工作，為了節省防護衣用量，他們幾乎都等到工作完畢再如廁。

註6 本篇文稿所指年份皆為二〇二一年。

慈院支援其中三條。院方在醫師群組中急募志願先鋒時，訊息發佈不到五分鐘，第一場的醫師人力便已募齊。

首日篩檢下起大雨，簡守信也到現場支援、打氣，「大家都滿懷著歡喜，希望在這個最迫切的時刻，我們一起來把這個疫情守住，我們一起讓鄉親能夠安心。」台中慈院出動了三十一位同仁，支援行動持續六天，協助篩檢上千人。社區健康中心行政主任賴怡伶說，這些醫護平日在冷氣房裡看診工作，來到高溫三十三度的帳棚下，又濕又熱、還穿上全套防護衣，著實是一大考驗。有位護理師中暑熱衰竭、有位醫師臉色發白昏眩，靠著打點滴恢復生氣。儘管辛苦，大家依然志氣高昂、彼此打氣、相互照顧。

從五月下旬到八月，總是迅速成軍的台中慈院快篩部隊，從學校、運動公園、企業機構、果菜市場以及七十四號快速道路橋下，都有他們不畏辛苦的足跡。這支隊伍由莊淑婷副院長協調跨部門合作，社區健康中心的賴怡伶主任帶著同仁們統籌規劃執行，從物資人力調度、流程設計、資料建檔、統計追蹤等，都要力求精準，才能快速；他們也都從每次執行經驗中再學習、改良。賴怡伶笑稱，那個夏天，「**大家都拋夫棄**

子、南征北討，說走就走。」只要看到新聞知道哪裡疫情爆發了，大家就有心理準備，「要出發了！」

總務部門也是一接到快篩任務就立即啓動，不分假日夜晚。他們得盤整物資，像是遮陽棚帳、移動式採檢屏風、感染性垃圾桶、各式防護衣物、酒精試管等，他們開著貨車先去現場設置場地、跟社區健康中心同仁一起演練流程。緊急時，甚至夜晚就前去設置場地、次日清晨六點再出發把物資就定位，「大家使命必達，只差沒在貨車上睡覺。」賴怡伶說，這次讓她最感動的是，她不是接了任務後得自己想辦法，而是所有部門的主管都跟她一起想方設法，包括莊副院長、核醫暨社區健康中心的陳慶元主任、總務、工務、醫務、檢驗等單位，不分你我團隊作戰，讓她覺得「很幸福」。

篩檢要快也有「眉角」

快篩、PCR核酸檢測，要做到快狠準也有許多「眉角」（訣竅）。比方，篩檢配組時，高個子醫師不能搭配矮個子護理師及醫技人員；急性子不能跟慢郎中配在同一組，這些都有賴平日對人的觀察與敏感度。

賴怡伶還有個快篩流程口訣：「點滴遞採判」，點是指報到「點」，確認民眾身分；滴是指先把試劑「滴」到試管內；遞是「遞」採檢棒給醫生「採」檢，最後「判」讀。這五關，每關都要非常有默契，才能精準快速。社區健康中心每次快篩要盤整的物資多達近百項，從防護衣帽、手套、鞋套、N95口罩、試劑、試紙到電腦、碼表、酒精、垃圾桶、急救藥品等，還要開車、協助搬運，他們樣樣周全。甚至，醫師下診後匆匆趕到快篩現場服務，來不及吃飯，他們也暖心備妥餐食。

盛夏的許多快篩現場，如同大型蒸籠一般，醫護行政各個汗如雨下，他們也都一一挺了過來。感到寬慰的是，多數民眾即使篩檢稍有不適，也會向醫護人員道謝。還有一位經營醋飲店的年輕人，感受到慈濟團隊的親切熱忱與辛苦，每天都準備不同口味的冰涼醋飲給快篩團隊；得知團隊要移防換點，他也跟著換點送飲料，就這樣連續十一天支持快篩團隊。

還有一間民間企業，因爲有員工確診而感到人心惶惶，台中慈院協助安排緊急快篩。那家公司代表爲了感恩，親自送上結緣餐盒，還向團隊鞠躬致敬，「光是他的九十度鞠躬致敬，就讓我很感動了。」賴怡伶說。

截至二〇二一年十月十五日，台中慈院快篩部隊一共服務了兩百二十四個場次，協助一萬零兩百位鄉親篩檢。

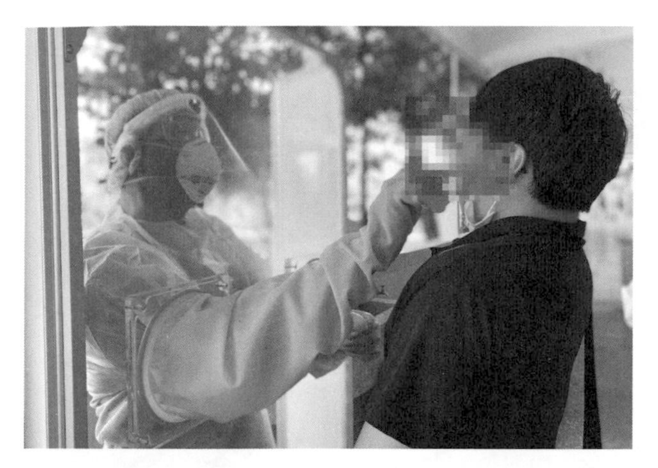

內科部宋育民主任連續三天支援泰安國小快篩站，全身防護裝備頂著炎熱高溫進行採檢作業。賴怡伶／攝

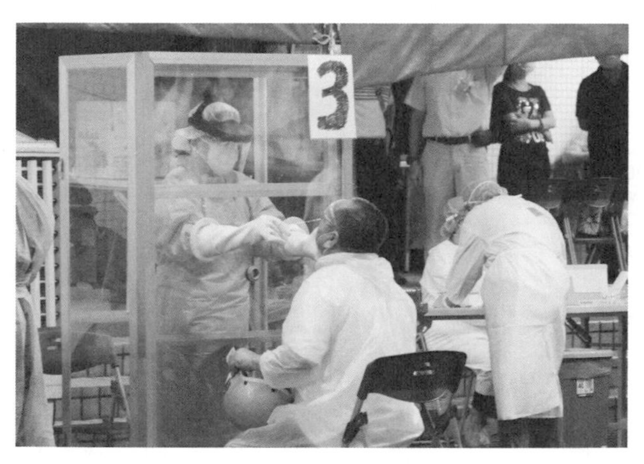

台中慈院醫護行政團隊 6 月 6 日赴竹南科學園區社區公園快篩站支援快篩作業。賴廷翰／攝

之二
前進社區與部落

二〇二一年五月，曾有北部民眾一家三口，因為雙北醫院快篩站爆滿，竟一路開車來到花蓮慈院做快篩，但是萬一真的確診，他們曾停留的便利超商、餐廳也會跟著被匡列，引發染疫風險。還好這家人篩檢的結果是陰性，卻也讓醫護強烈感受到疫病不會只乖乖滯留在雙北。

六月，一位在桃園的工作者返鄉，使得花蓮縣秀林鄉多人染疫。十六日這起群聚已蔓延高達十三人確診，連三個月大的嬰兒也逃不過，花蓮慈院在縣衛生局請託下，緊急動員支援社區快篩。

醫務秘書李毅醫師與人力資源室趕緊連繫協調，組成快篩團隊。花蓮縣衛生局與秀林鄉衛生所則預先規畫好流程、動線、電腦與網路的架設，並準備快篩試劑與防護裝備等用品。六月十七日一早，林欣榮院長送上淨斯本草飲濃縮液給每位參與同仁，在他的感恩祝福下，十七位同仁搭車前往疫情熱區協助篩檢。

一到了崇德村現場，急診賴佩芳醫師與牙醫部黃銘傑主任在模擬採檢流程時發現，請民眾「側身」採檢，採檢棒更容易進入鼻孔，醫師也較易看清角度，還能降低病人的不適感、加快採檢速度。前來篩檢的人群老老少少，有抱在媽媽懷中才剛滿月的嬰兒、有拄著拐杖或坐著輪椅的長輩。還有一對小姊妹自行前來，小妹妹說她很害怕，希望疫情趕快過去，她很想回到學校、跟同學一起玩；還有一位忘了攜帶證件的民眾，怒氣沖沖地吵著，「是你們要我來的，現在又不幫我做，那不然我就不做了。」協助報到的人員在旁忙著安撫。

現場的醫護、工作人員，同樣頂著盛暑，同樣穿上全套防護衣帽、戴著口罩面罩，他們的汗水沒有一刻停過，帶著手套的雙手像泡在汗水填充的游泳池裡，「口乾舌燥」已成了篩檢同仁的標準配備。連續三小時後，三、四位醫護、採檢同仁已出現中暑症狀，仍撐持著把工作做完。近午，醫秘李毅、護理部主任鍾惠君等人，特別送來便當、清涼飲料與甜湯，現場同仁如久逢甘霖般欣喜。

完成任務、卸下防護裝的醫護、行政同仁，雙手起皺、臉上烙印出深深的口罩壓痕、藍色工作服早已溼透、頭髮也汗濕了，看起來十分狼狽，但他們臉上的笑容卻無比燦爛！向來幽默的李毅醫師說：「看得出來，他們工作時，熱不可知；解封時，樂不可支。」

六月十七、十八連續兩日，花蓮慈院一共出動三十六位同仁，分別前往崇德村、富世村，為六百八十八位鄉親完成採檢，也在此篩出確診個案，然而這只是豪華前菜。四天後的六月二十二日，花蓮慈院再次動員大批人力協助衛生局在秀林鄉進行擴大篩檢，同樣的炎夏高溫、同樣的浸潤在汗水之中。有位太魯閣族的阿嬤篩檢前緊張地哭了，同為族人的醫務部同仁以族語安撫阿嬤、一路陪伴著她；護理師不厭其煩地提醒每位鄉親：「會有點痠、有點不舒服，要忍耐一下喔……」這些溫柔話語減緩了現場緊張氣氛，連續四日共篩檢了兩千多人，順利完成任務！

第六章 疫苗快打隊

二〇二一年，疫情席捲全臺之際，慈濟基金會不僅提供弱勢家庭疫疾紓困、援助醫療防疫物資、採購五百萬劑BNT疫苗，也在全臺各地協助設置二十五座戶外篩檢站；並配合地方政府提供了三十六座靜思堂作爲疫苗施打站。慈濟醫療志業(註7)也積極投入「疫苗施打」任務。

台北慈院儘管已投入非常多醫護人力照顧確診病人，六月中旬起，依然義無反顧的支援疫苗施打任務，除了院內早

註7
慈濟醫療志業在臺灣包括：花蓮慈濟醫院、玉里慈濟醫院、關山慈濟醫院、大林慈濟醫院、台北慈濟醫院、台中慈濟醫院、斗六慈濟醫院等七家醫院，及嘉義慈濟診所。

已開打的疫苗接種，院方還邀約慈濟人醫會的醫護志工，搭配各社區的慈濟志工，一起投入受新北市政府邀約而開啓的五處慈濟靜思堂（新店、雙和、三重、板橋、蘆洲）疫苗接種任務。院長趙有誠說：「開設專責病房、快篩、協助疫苗施打等，都要經過人力盤點，但我們打算全體動員，不做任何保留！」

六月十五日起，台北慈院每天投入兩百多人次的醫護、醫技、行政等人員，爲鄉親施打疫苗，趙有誠院長也前往關心。說是關心，實則盯哨，「一方面是去感恩，一方面也看看是否安排妥當，有沒有按照理想做到典範。但是，他們都超乎我的想像，實在是太超過了！」趙院長說，他看見三重靜思堂裡，一位護理師就著阿嬤的座位高度，跪在地上幫阿嬤打疫苗，讓他非常感動。

因爲首批接種的民衆絕大多數是高齡長者，台北慈院採取「日本宇美町式服務」——民衆不動，由醫護人員移動來問診、施打。爲了拉近與民衆的距離、降低長者的焦慮與不安，戴著口罩面罩、穿著全套防護衣的醫師們，胸前還特地貼上由公傳室特製的自我介紹小海報，上面印著每位醫師的照片及姓名。一到長者面前，醫師們比著照片，親切問候：「您好，我是○○醫師」，才開始問診。有好些長輩雖然有家人陪伴前來，但想起新聞報導的疫苗副作用，心裡難免有幾分驚恐或疑懼，又見人人穿著防護裝備、看不到對方的長相，更添加緊張，直到看見掛著照片的醫師親切自我介紹，還耐心的釋疑、掛保證，一顆忐忑的心才跟著安定了。

不只這樣，在退燒止痛藥普拿疼全臺藥房缺貨之際，台北慈院與慈濟其他院區承接的疫苗施打現場，醫師在問診後會直接贈送每位民眾一小包退燒藥，這個隱藏版的小福利，讓鄉親爭相走告，所以只要慈濟醫院承接的疫苗場次一開放預約，就立刻滿額。

趁著疫苗施打之際，台北慈院也印製推廣素食的衛教單張來發送，以科學研究實證「在染疫病患中，素食者可降低七三%的重症機率」來鼓勵鄉親茹素。而各地靜思堂都可以看到慈濟志工的身影，他們協助引導民眾入場，第一批有許多行動不便的長輩，志工們只要看到車子開進靜思堂入口處，便眼明手快地把輪椅推到車旁，協助長輩順利下車。也曾遇到老人家無法下車的狀況，這時醫護立刻移動到車旁，直接問診後就地施打疫苗。

場內也特別安排，在每一張被施打者座椅旁安放一張「陪伴椅」，讓同行家屬就近關照休息。民眾在打完疫苗要離開之前，志工還送上平安吊飾、一包淨斯豆漿粉或五穀粉等靜思精舍師父製作的結緣品，「啊！沒想到打疫苗還有禮物拿，慈濟眞好！」不少鄉親驚嘆。

這些親切服務感動了前來接種的民眾，有位老奶奶打完疫苗後，詢問哪裡有竹筒，她想奉獻一點心意。志工連忙找來竹筒，老奶奶掏出千元大鈔投入，陪她前來的兒子也跟著投下千元紙鈔，母子倆還向大家頻頻道謝。

截至二〇二一年十一月十二日，台北慈院施打疫苗超過三十一萬支，包括在五座靜思堂協助近二十四萬人次的民眾施打疫苗。善打疫苗的好名聲也讓基隆長庚醫院管理部主任吳國鳴帶著十五位

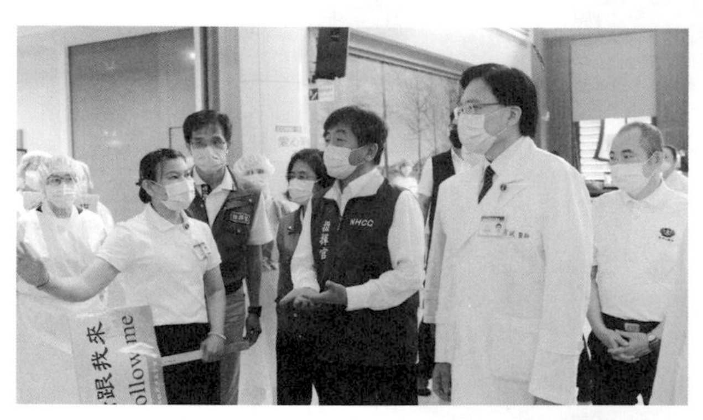

台北慈院趙有誠院長（右二）偕同陳時中部長（右三）巡視新店靜思堂內疫苗注射狀況並慰問醫護與工作人員。慈濟志工送上給施打民眾的結緣品「平安」吊飾時，陳部長暖心說道，「身體的防疫需要保障外，心理也需要被照顧，心理越堅韌越健康，對防疫的效果也會越好。」范宇宏／攝

同仁前來板橋靜思堂觀摩學習。吳主任提到，他曾帶著父母親來靜思堂接種疫苗，不只流程順暢，老人家回去後還不斷稱讚，「我們要學就要學最好的。」所以特地前來汲取經驗。台北慈院徐榮源副院長、護理部廖如文副主任負責接待，也將醫院如何與志工合作、如何結合慈濟醫療人文、整體流程與細節，一一分享。

樂聲悠揚 千人接種

二〇二一年盛夏七月，花蓮中華國小的疫苗接種站傳來悠揚琴聲，好些長輩打完疫苗仍捨不得離開，留下來聽著小提琴演奏。這是花蓮慈院承接衛生局的首日千人疫苗施打場次，主要施打對象為年長者，為了減少長輩奔波，同樣採取「宇美町式」施打法，由醫護來移動。

花蓮慈院特別邀請了兩位音樂志工，都是曾獲花蓮縣音樂比賽冠軍的年輕學子。上午場的高珮淇就讀輔大音樂系，她的祖母是資深慈濟志工，她也是慈濟國小校友，她以悠揚的小提琴演奏舒緩人心。下午場的柯品奕，則是花蓮慈院社工師柯文山的孩子，過去便曾與母親至病房為末期病人演奏，他擅長大提琴，一首綠島小夜曲，讓坐著輪椅的長輩也忍不住滑動到舞臺前聆聽、拍攝。舞臺上，琴聲流瀉、還神來一筆接受點歌；舞臺下，醫師、護理師忙著不停地挪動到長輩身邊，詢問、說明、施打疫苗，大小汗珠直直落，但看著長輩們願意前來接種疫苗、一起防疫，總是歡欣啊。

再次出征

七月八日、十四日，花蓮慈院再次出征，為超過千名長輩施打疫苗。有些場次原本公告八點開打，但長輩們一大早就來排隊了，擔任領隊的醫務秘書李毅，為了不讓老人家在外面等太久，提前半小時施打疫苗。隨著多次出征、不斷改進，醫事室也為問診醫師準備了胸前小背包放置普拿疼，讓坐著小圓椅移動的醫師更方便拿取藥包給施打者。聽到長輩說：「到了這裡，才知道是慈濟醫院負責的，眞讓人放心。」讓早出晚歸的花蓮慈院同仁們備受鼓舞。

隨著變種病毒現蹤、第三劑疫苗開放施打，二〇二二年一月十八日，李毅醫師再次率隊前往中華國小為鄉親施打疫苗。施打團隊透清早六點四十分便出門，沒想到的是，這回一整天、連續八小時，前來的鄉親踴躍，場外上百張的等候座位「始終滿座」。爲了不讓長輩在冷風中等候太久，醫護不敢休息、加快速度，李毅醫師在臉書上分享，直到中午、已爲兩千人施打完疫苗後，他才突然感到口乾舌燥、一陣輕飄，原來他已超過五小時滴水未進、血糖過低。平常不喝飲料的他，趕緊取了一杯後勤補給的珍珠奶茶，「那眞是瓊漿玉液啊！」李毅說，最感窩心的是，老人家們即使等候了一、兩小時，施打時仍頻頻感謝醫護：「你們好辛苦啊。」

那天，花蓮慈院疫苗善打團隊以高效率、破紀錄地爲三千一百二十五位長輩完成疫苗施打，要讓老人家安心無虞過好年！

不只花蓮慈院、台北慈院如此，大林、台中、玉里、關山、斗六等慈濟醫院，同樣派出大量人力爲鄉親施打疫苗，多位院長室主管更親力親爲。玉里慈院陳岩碧院長在玉里鎭三民國中一路陪伴打完疫苗後身體不適的幾位孩子；關山慈院潘永謙院長親自帶頭、前進社區爲鄉親打疫苗。關山慈院的 IDS 巡迴醫療團隊更在二〇二二年一月，十度低溫下前往南橫山區，爲移工、部落鄉親施打疫苗。

從炎夏到寒冬，慈濟醫療志業馬不停蹄地爲在地鄉親、警消、清潔隊、長照機構、青少年學子、收容所及監獄獄友施打疫苗。感恩全臺灣的醫護團隊，「疫」不容辭，以疫苗施打織起防疫網，堅定守護臺灣。

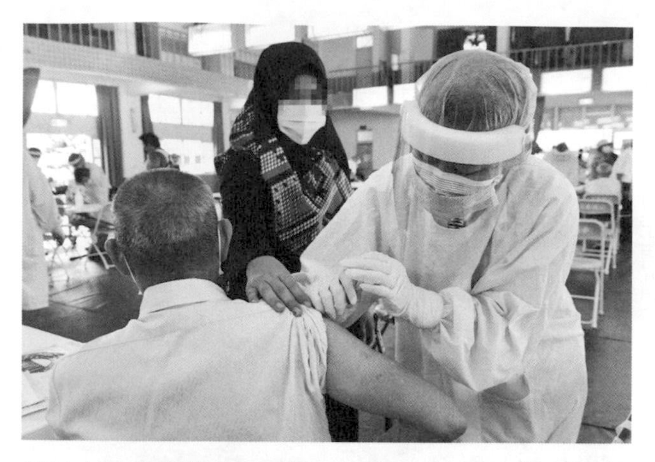

2021 年 6 月大林慈院醫護至大林國小育英堂為社區長輩施打疫苗。于劍興／攝

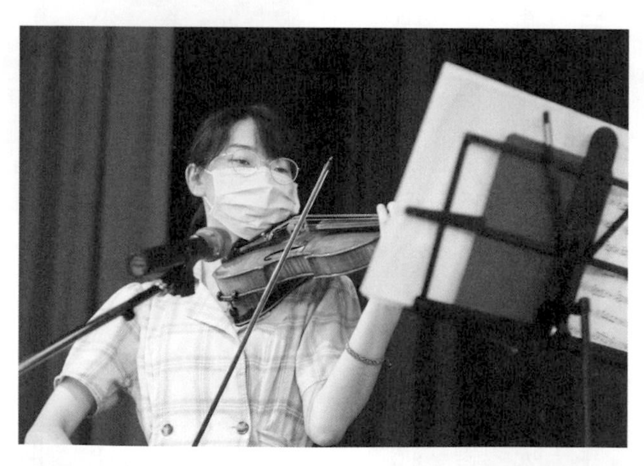

花蓮慈院特別邀請兩位音樂志工來舒緩長輩們接種疫苗的緊張情緒。上午場由高珮淇演奏小提琴，許多長者意猶未盡，留下來聆聽樂聲。林永森／攝

第5部

尊嚴，告別

新冠肺炎疫情自二〇二一年開始至二〇二二年三月初，全球病例數已經超過四億四千八百萬人，更帶走超過六百零一萬條生命。每一個數字背後都有令人心痛的故事。

因重症而往生者，沒有親友隨侍在旁，無法「面對面」完成善終的四道人生：道謝、道歉、道愛、道別。更有甚者，是家屬在不同地方也正在接受隔離或治療，無法為病逝的親人送終，這撕心裂肺的別離，是疫後久久難以平復的傷痛。

身為第一線醫療人員，目睹生離死別在眼前發生，除了同感悲傷，如何陪伴亡者尊嚴離世、如何安慰家屬，成為另一道難解的習題。

第一章 為什麼死的不是我？

病房裡，七十餘歲的阿雀嬸（化名）又坐在紅椅上悄悄拭淚，她打從住進台中慈院專責病房裡就十分憂傷，但掛心的從來不是自己的病情。

原本性格開朗的阿雀嬸，是社區裡熱心公益、人緣極佳的長輩。五月，一位北部親友來找她玩，在她家中小住幾日。直到友人返家、疫情爆發後，阿雀嬸這才發現，友人居住地已成了疫情熱區。更讓她驚恐的是，友人返回臺北不久後確診新冠肺炎。緊接著，阿雀嬸、家人一一確診，就連好友鄰居們也陸陸續續確診了。

她懊悔莫及，怎麼也沒想到，只是招

呼好友家中小住、走走逛逛，卻讓家人、情感深厚的鄰居、社區好友，幾乎無一倖免的罹患新冠肺炎。阿雀嬸老想著：「爲什麼我會把病毒傳染給大家？」「如果我當時沒有去○○○他們家喝茶、串門子，他們是不是就不會染上病毒了？」

窗外，豔陽與午後雷雨交織的這天，阿雀嬸從親人口中得知，北部好友不敵疫病過世了；再隔一周，連情同姊妹的好鄰居也走了。她一開口，淚水不斷滑落，反覆說著：「爲什麼死的不是我，爲什麼死的不是我……」

阿雀嬸時常在哭泣，不說話也吃不下飯。「我們看了都很心疼，因爲眞的沒有人會想要把病毒帶到社區，但她覺得鄰居的往生都是她造成的，她無法原諒自己；我們很擔心她，也請身心科醫師來會診。」吳美華護理長說，護理師時常陪她，她的家人也不斷透過視訊安慰她。

然而醫護畢竟沒有辦法二十四小時待在她的病室內，便想辦法寫卡片、錄製影片，透過Line、也透過台中慈院獨有的「機器人阿信」爲她加油打氣。護理人員自行錄製、剪接影片，透過「阿信」身上的螢幕到病房陪阿雀嬸聊天。

阿雀嬸定睛看著「阿信」播放每位醫護人員對她說的話，當護理師說，「嗨！阿姨！」她也勉強揮手跟大家打招呼，護理師做出手勢要她加油，她直點頭，說好。不論日班、小夜或大夜班的護理師，只要進病室執行任務時，都會多待些時間陪伴她。「我們只是要讓阿姨知道，她並不孤單，疫情的傳播也不是她造成的，希望她不要太自責。」吳美華說。

後來，阿雀嬸平安出院了，但是她沒有再回到住了一輩子的社區，她的子女擔心她身心受影響，接她到外縣市同住；她像被連根拔起般的移居他鄉，無法再回到過去。與阿雀嬸關係密切的醫護們，也在她出院後持續關懷，聽到阿雀嬸回應：「我會堅強，好好地活下去。」也稍感安心了。

無法開口的噩耗：媽媽已經過世了

專責病房也流動著許多家人間的溫柔情意。有位六十餘歲的興伯（化名），因為受邀聚餐而染疫，一家人，包括年邁母親、妻子、兒女全都確診，讓他非常自責。

家住臺北的興伯，是北病南送而來到台中慈院的病人，後來他的母親在其他醫院過世了，家人遲遲不敢告訴他，因為當時他病況不穩定，「若告訴他媽媽過世，不知道他會做出什麼事來。」

他每天都會問兒子、女兒，「阿嬤怎麼樣了？」兒女只能安撫哄騙：「沒事、沒事，持續在治療。」

他住院一周後，入住其他醫院的妻子轉進了加護病房，讓他既不捨又自責。

「興伯是一個很會替他人著想的阿伯，」廖唯欣副護理長說，當她在病房舉辦健康操，邀請興伯一起來運動時，興伯第一個反應是擔心把疾病傳染給帶操的護理師。廖唯欣趕緊向他解釋，是透過螢幕連線，「我們在護理站帶操，您在病房內，看著電視螢幕跟我們一起做健康操，所以不會被傳染。」

興伯很擔心妻子，但加護病房不能使用手機，連絡不上妻子，讓他寢食難安。廖唯欣知道後，便詢問他妻子住哪家醫院，隨後主動與該院協調，經過三、四次聯繫溝通，終於讓興伯與妻子通上電話：「**我很擔心妳，妳要加油，我很愛妳……**」

打從興伯住院起，醫護就得知他非常孝順，總在擔心母親與妻子，一聽到他與妻子的對話，當下更能理解，爲什麼家人要瞞著他。如果他知道媽媽過世了，會是多麼大的衝擊。

「但我們也慢慢在鋪陳，告訴家屬，應該要讓阿伯知道這件事了，擔心他出院後打擊太大。」廖唯欣說。興伯要出院返家的前一天，非常仔細地整理物品，連鈔票都一張張用酒精噴過，害怕再把病毒帶回家。

出院前一天，興伯不斷跟護理師分享，他一結束七天的自主管理，就要去看媽媽和太太。「聽了眞的很揪心，因爲知道他再也看不到媽媽了。我只好告訴他，『阿伯，回去後不管怎麼樣，你自己的身體一定要照顧好，不要想太多喔。』」三十三歲的廖唯欣說，自己沒有經歷過太多生離死別，但這場疫情，卻讓她提早成熟，學著面對。

在臺灣，截至二〇二二年二月十五日，新冠肺炎造成一萬九千二百九十三人確診，帶走了八百五十一條生命，然而這其中，有多少像阿雀嬸、阿興伯這般「深懷愧疚」的倖存者？在社區疫情尚未爆發前，從來沒人想到，只是出去吃一頓飯、接待一位摯友，就會迎來生離死別。而「死別」在他們心中種下的自責與罪咎，揮之不去、如影隨形；有些還要面對親友或社區鄰人的不諒解、大半輩子的「好友鏈」硬生生地被切斷、甚至移居他鄉。他們是殘酷疫情下的犧牲者，或許需要更多長期且多元的心理支持與陪伴，來走過難以撫平的內在創傷。

第二章 難以跨越的悲傷與失落

之一 凌晨四點的哭聲

凌晨四點多，台北慈院專責病房裡，傳來痛徹心扉的嚎啕大哭，悲切哭聲驚動了護理站。

阿成（化名）接到其他醫院傳來通知，父親不敵疫病，過世了！來不及見父親最後一面，悲痛難以自已。隔著厚重的防疫門，那痛心的哭泣久久無法停止，護理站的護理師們，非常心酸，一個個紅著眼眶，淚水跟著滑落地的工作著，直到天邊亮起一陣銀白。

護理師陳怡靜鼓起勇氣，寫了長長的信 Line 給病房裡的阿成大哥，讓他知道，大家聽到他的哭聲都相當心疼：

「……聽到你撕心裂肺的哭聲，我們只

能不知所措並無助的紅著眼眶繼續手上的事，但我們更清楚，你更無助……想哭就哭吧，但不要哭得太用力，我們怕你很喘不舒服。……可以悲傷，但要繼續堅強活下去，**你的孩子已經失去爺爺了，他不能再沒有你這個父親！**」

阿成也回覆，他很感動也很感謝大家的關心，他會收拾起悲傷的情緒，因爲後面還有更大的責任等著他。醫護後來才得知，阿成三歲時母親病逝，一家三個孩子都靠父親父兼母職撫養長大，與父親感情甚篤。父親因爲到市場買菜而染疫，他也跟著確診，父子倆被送到不同醫院治療。

讓阿成難以平復的是，八年前父親肝病惡化，他捐肝給父親進行活體移植，父親連這麼困難的肝臟移植手術都能捱過，卻抵擋不了無情的世紀病毒。

來不及告別

阿成更難承受的是，爸爸要在二十四小時內火化，他卻沒辦法送爸爸最後一程，只能等到出院後去領取骨灰。疫情的殘酷現實，讓他完全無法接受，一整天都在哭泣，哭得非常傷心。護理長賴昱伶說，「阿成大哥是個非常孝順的孩子，他應該很想打開門，衝出病房、衝到那家醫院去見爸爸最後一面，但卻沒有辦法，那種悲慟……唉！」

原本天天相見的父親，在疫病下驟逝，最後卻連送別都如此遙不可及。阿成哭著告訴護理師，「兒子問我，爺爺去哪裡了，我完全答不出來。」後來阿成在社群群組中，寫下了對父親的懷念：

「這是我最沉痛、傷心的一天，凌晨接到醫院通知，『您的父親於○點○○分因新冠肺炎過世了』。我聽到這個消息，整個人都呆住了，久久不能說話，天啊！爲什麼要這樣帶走我親愛的爸爸！

爸爸，您一路好走，謝謝您含辛茹苦的把我們拉拔長大，您是一位偉大的父親，我們一定要把您的恩情牢牢記在心中。您這輩子眞的是辛苦了……，我們會永遠懷念您，我最偉大的父親。」

這段期間，醫護只能不斷陪伴、鼓勵阿成，也額外爲他送上他喜歡的麵包、餅乾、泡麵等小點心，爲他打氣、加油並提醒他，老婆兒子都在等他回家。

一個陽光燦亮的日子

回想起阿成初進醫院時，劇烈頭痛、高燒到三十九點五度，呼吸很喘，醫師一看X光片，告訴他肺炎滿嚴重的，需住院隔離治療，短時間恐怕無法見到家人。當時他非常焦急，擔心著父親、老婆和孩子，而孩子只有四歲，讓他備感煎熬。他的病情甚至一度嚴重到瀕臨插管，所幸都撐了過來。

四歲兒子常在電話裡問著：「爸爸，你在哪裡？你快點回來，我好想你喔！」童言童語成了他度過喪父之慟的力量，病情也漸漸好轉，終於在住院十五天後接到出院通知！護理師特地買了他最愛吃的早餐「鐵板麵」來慶祝，看著他邊吃邊點頭的開心神情，大家都很寬慰。

就在陽光燦亮的六月天，他出院了，「謝謝你們，這些日子多虧你們的照顧！終於可以回家了！」他說，他會記得這一切！出院後，阿成仍和護理站保持聯絡，也傳來他和兒子的幸福合照，並謝謝醫護這段時間的照顧。未來，他會好好陪著兒子長大。

賴昱伶說，經過這件事後，大家更能了解，每一扇門背後都有自己的故事，同仁們也更花心思去理解並且用心陪伴每一位病人。

之二

好好說再見

一對父子同時被送來台北慈院，但這位八十餘歲的父親，雖然血壓、血氧勉強維持住，卻相當虛弱，是躺著被送來醫院。父子原本住在不同病室（一人一室），後來法令滾動調整，可以兩人一室時，醫護趕緊安排這對父子同住，讓兒子阿忠（化名）能陪在父親身旁。

年近六十的阿忠非常自責，他認爲是因爲自己在外工作，才把病毒傳染給父親。父親最後不敵疫情，病逝了。眼睜睜看著父親沒了氣息的阿忠，滿眼淚水，不斷搖晃著父親、要父親醒醒……。護理師劉怡秀趕進病房時，告訴阿忠，「爸爸好像走了」，請他節哀，阿忠趴在父親身上痛哭失聲。後來在護理師勸慰下，阿忠才起身讓護理師爲他的父親淨身、大體護理，阿忠仍在旁不斷落淚。

阿忠原本擔任保全工作，染疫後，保全公司請他「多休息」，但一個多禮拜後卻告訴他，「不用再來了」。他同時面臨失業、父親驟逝的雙重打擊，整個人像消了氣的皮球，墜落淚眼之海，他說，「我乾脆也死一死算了。」阿忠依然對父親染疫身亡充滿愧疚，難以釋懷。

陳美慧護理長安慰他，「你是最有福報的，爸爸應該是最愛你的。因爲疫情，沒有家人可以進來陪伴，你卻能陪著爸爸走完最後這段路，爸爸多愛你，才能給你機會相伴到最後一刻。你一定也很愛爸爸，其他染疫長輩都是孤獨病逝，家人也見不到最後一面，你還可以牽著爸爸到最後……。」這些話，似乎稍稍寬慰了阿忠。

如同大隊接力般，醫院社服室立即啓動關懷，社工師與阿忠討論父親的後事是否有其他家人協助？阿忠提到南部有兄弟照顧著媽媽，雖不敢讓媽媽知道，但會協助處理後事。社工師也理解到阿忠除了喪父之慟，染疫失業無力負擔房租等，都是壓力。

在社工師懇談、與他一起設想未來出路後，阿忠終於打起精神，說著，若能出院，他希望帶著爸爸的骨灰去法鼓山植葬，讓父親能在清淨的道場長眠。這是他想爲父親做的最後一件事，也象徵著能在心裡和父親好好道別、說再見。

阿忠出院這天，台北慈院致贈了慈濟基金會提供的「安心生活箱」，備有豐富的可沖泡餐食、餅乾、即沖五穀粉等，好讓他安心度過七天的自主健康管理。阿忠看到那麼大一箱物資，驚訝問道：「這些都是要給我的嗎？」

「是的！恭喜你出院！祝福你！」醫護們說著。

阿忠眼底滿滿感動，不斷道謝。社服室同時聯繫慈濟基金會，協助提供一筆急難救助金讓他應急；之後，慈濟志工仍持續關懷，又提撥第二個月的急難金；到第三個月，阿忠就找到工作，順利回到職場了。

疫情下，有更多罹病之外的骨牌效應，同時打擊著確診病人。這群醫護、社工、志工等，關注的不只是病情，而是病人的苦與難，他們努力織起安全網，接住身心受困的病人，只要攜手度過風暴，就有機會迎接向晴人生！

第三章 來生，再見

之一 阿伯，送你最後一程

六月盛暑，台北慈院專責病房送來一位確診的阿伯，他身上滿是髒汙、有些味道，不擅言語。護理師讓這位年約七十歲的阿伯躺在病床上，但才一轉身，阿伯就倒在地上了。護理師嚇壞了，問他怎麼了，他卻難以言語，無法溝通下，護理師趕緊把阿伯扶上床。

只是護理師走出病房沒多久，阿伯又躺在地上了，讓大家非常擔心。回看監測影像，才發現他不是跌落在地，是自行下床躺在地上。陳美慧護理長於是推測，他是否是位遊民，所以習慣躺睡在地上呢？後來，護理師只好把床墊搬到地上，讓他至少睡得舒服些，也請社服室協尋阿伯的家屬。

阿伯的精神狀態也不太穩定，曾經把衣服脫光光，護理師幫他穿好後，他再脫，只好用棉被幫他蓋著。阿伯進來的前兩天還能自行如廁，但每每使用完的物品、垃圾總是亂丟，護理同仁一進病房便幫他打掃。阿伯也不愛依照一日三餐來定時吃飯、吃藥，因此護理師得穿著隔離衣，跪在地上，一口一口餵飯、餵藥、打針、打點滴。

另一位護理同伴看了監視影像，不捨的說，「**妳怎麼都跪在地上，好辛苦喔。**」餵飯的護理師悠悠回道：「**你進去，也會做跟我一樣的事。**」大家都是爲了病人好。只是有時阿伯並不領情，還會把護理師餵的飯給吐出來。

社工師協請警政系統尋找家屬，終於找到了他的弟弟和外甥女。這位阿伯從小就被家裡送養出去，而他的哥哥、外甥女家庭狀況也不佳，外甥女不但罹癌還得照顧身心障礙的孩子。社服室擔心病人Ct值大於三十後，會無處可去，也協助聯繫相關機構、防疫旅館等，尋找最佳方案。只是沒想到阿伯的身體越來越虛弱，病情急轉直下，最後因急性腎臟衰竭而陷入昏迷。

疫情之下，要做到安寧善終並不容易。但這回，護理長陳美慧希望能好好送阿伯最後一程，她翻了阿伯唯一的一只行李袋，想看看有沒有可供換裝的衣服，但一打開，只有一個老舊手機和一只便當盒，便當盒裡竟爬滿了蛆。

「這就是他所有的家當，我當下滿心酸、滿難過的。」陳美慧說。她也聯繫社服室的吳芳茜主任，她們兩人曾在花蓮慈院心蓮病房（安寧病房）共事過，對於安寧善終有著極佳默契。吳芳茜前往護理站，透過監測影像看著昏迷的阿伯，心想「時間應該不多了」。於是趕緊張羅，社服室為阿伯買了全新的內衣褲、一套米白色衣服、襪子，但還缺了一雙鞋，請美慧阿長目測雙腳尺寸。當天晚上，社服室楊美雲立刻去新店街上買了一雙功夫鞋，並回報明天一早送進病房，吳芳茜則秒回，「怕來不及了，拜託馬上送進病房。」就在功夫鞋送抵病房、楊美雲轉身要離開時，阿伯的心跳停止了。

陳美慧帶著護理師，幫阿伯擦澡、淨身，讓他乾乾淨淨的，換上一身潔淨衣服、穿上新鞋，願他一路好走。陳美慧雙手合十，告訴阿伯：「你一定是跟慈濟很有緣。你放心，我們已經聯絡到你信任的外甥女，後續的事一定會幫你處理好，請你安心地走。等等幫你拍張照，把照片給你的家人，讓他們安心。」阿伯的外甥女也趕到醫院，透過螢幕來送別。

好好送阿伯最後一程，不僅告慰臨終者與家屬，也讓護理同仁們感動回應。護理專師陳蓁蓁就說，「陳美慧護理長幫我們上了很偉大的一課，就是如何幫遊民阿伯好好善終。」

社工師楊惠儀則持續與阿伯的外甥女聯繫，才得知阿伯並非遊民，只是常到萬華地區遊走、喜歡四海爲家，他還有一獨居租屋，因爲是往生確診者的住處，沒有搬家公司敢處理，慈院社服室鍥而不捨地聯繫消毒公司及搬家公司，總算讓一切圓滿落幕。

阿伯的外甥女非常感謝台北慈院的協助，她的父親早逝、母親年邁又生病，從來不知道有什麼社會資源可以申請，但社工師不僅協助處理舅舅的後事，也幫助她個人，讓她非常感動。阿伯頭七那天，外甥女夢到舅舅乾乾淨淨、一臉微笑地來找她，看起來十分安詳。

更動人的是，這位外甥女在拿到政府給舅舅的喪葬補助金後，主動連繫社工師，希望把這筆錢捐給慈濟。社工師知道她罹癌又要照顧身心障礙的孩子，告訴她，沒關係，請她留用；但是她堅持捐出，她感謝慈濟在她最需要時伸出援手，希望這筆錢能幫助其他更需要的人。吳芳茜微笑說著，這就像「善的循環」，也是一棒接一棒呢！

之二 我不能死，她還需要我照顧

台北慈院照顧的確診病人中，還有一位深情爺爺，讓所有醫護、甚至院長都印象深刻。趙有誠院長說，有些長者喘得很厲害，他們覺得累了，拒絕一切急救；也有些病人接到其他醫院來電，告知家人往生了，只能淚水直流，連最後一面都無法見到，是如此血淚斑斑的難捨；而他印象最深的是一位八十多歲的爺爺。

這位爺爺非常愛他的妻子，儘管他雙耳重聽、雙眼幾近失明，仍隻身到萬華龍山寺附近去買妻子最愛的包子，要給剛接受關節置換手術、在家休養的妻子吃，當時他卻不曉得，這趟旅程將帶來一場巨大的風暴。

數日後，爺爺確診，被送到台北慈院時已經非常地喘，家人無法進病室照顧他，護理師就像他的孫女一般，在他耳邊加油打氣。爺爺告訴護理師，**「我一定要活著回去，**

因爲我還有個老伴要照顧。」

但是爺爺的病況極不穩定，爲了妻子，他願意插管。插管是很痛苦的事，蘇文麟醫師說，他從爺爺身上卻看不到任何恐懼，只看見他對家人、對太太的愛。某天夜裡，爺爺的血氧、血壓急速下降，護理師趕緊透過手機，讓家屬跟爺爺說說話。

他的女兒說：「爸爸，我們知道您很努力插管想要活下去，我們都以您爲榮，您眞的很努力了⋯⋯，請跟著佛菩薩走⋯⋯，您放心，我們會好好照顧媽媽。」

爺爺還想撐著啊！但那個周末，爺爺往生了。蘇醫師則在爺爺身旁告訴他，「你的病都好了⋯⋯。」願他無牽無掛，安心上路。

來生，與妻子再相見。

第四章 讓他／她重新在我心裡活一遍

周六夜晚十一點多，一位確診的年邁爺爺升壓劑已經用到最高了，血壓依然上不來。花蓮慈院專責病房的護理師趕緊上網查詢確診者的遺體護理該如何處置；但仍有些細節不清楚，又聯繫了護理長張素雯。即使半夜，張素雯也立刻撥打電話給具有護理師背景的感控小組組長江惠莉。自疫情爆發的這兩年來，她們一直密切聯繫，也很有默契，「我半夜打電話給她，她隨Call隨到（接）；當然她打給我也是如此。」張素雯說。

「葬儀社要找哪一家？現在大家會怕，如果找不到葬儀社怎麼辦？」張素雯問。

「那妳找松成號，那是衛福部花蓮部立醫院簽約的葬儀社，他們已演練過如何帶走確診亡者。」江惠莉說。

午夜十二點，張素雯火速把她問到的防疫規範、細節，像是「家屬不能瞻仰遺容、二十四小時內需火化……」等等趕緊傳達給病房裡值班的學弟。然而這位爺爺意志力堅強，護理師透過手機，讓家屬一一跟爺爺視訊，好好跟爺爺道謝、道歉、道愛、道別；也將家屬傳來的一首爺爺最愛的詩歌，不斷播放給爺爺聽。

又過了兩天，周一上午，爺爺走了，是在他喜愛的詩歌中，與世長辭。病房內，兩位護理師爲爺爺淨身、護理大體，換裝後幫他蓋上棉被，爺爺就如睡著般安詳。而在等待葬儀社前來時，護理師舉高手臂拿著手機，讓爺爺的孩子們能瞻仰父親最後的容顏。

護理長透過監看螢幕，問著長時間舉著手臂的護理師：「會不會手痠，要不要把手機放在點滴架上？」但護理師卻說，「沒關係，用手拿著，爺爺的孩子才能看到爸爸的正面。」後來才請第二位護理師協助交替，再把手機黏貼在手機架上。

那天來送爺爺的，是他在北部唯一沒有染疫的女兒。疫情讓一家人住院、隔離，雖然連送病人最後一程都顯困難，但護理人員卻想盡辦法，讓家人透過手機也能好好告別，家屬都非常感謝！

沒有來不及的告別，只有無法完成的告別

全球新冠肺炎疫情自二〇二一年初開始至二〇二二年三月初，病例數已經超過四億四千八百萬人，更帶走超過六百零一萬條生命。臺灣則有八百五十多人因染疫病逝。這些數字都曾經是一個個活生生、存活在現世的人，他們也是每個家庭裡珍視的重要成員，他們的離世，讓家人面臨難以承載的巨大失落。

曾致力於臨終研究的慈濟大學人類發展與心理學系副教授彭榮邦提到，以往告別式提供了生者得以彼此慰藉的機會，然而疫情下，過去傳統的喪葬儀式被迫中斷，「無法好好告別對家屬心理造成了嚴重的『撕裂傷』」。但彭榮邦相信「**沒有來不及的告別，只有無法完成的告別。**」他建議，家屬除了透過視訊與親人好好說再見外，也可延後舉辦告別式、追思會，或是解隔後藉著與家人「共同整理遺物」等，來追念並撫平內心的傷慟。

彭榮邦相信：「逝者不是不在，而是音容宛在；告別也不是從此『別過』，而是不斷地『再見』——重新去認識逝者留給我們的眞正遺產，讓他/她重新在我們心裡活一遍。」

第6部

歷劫，重生

第一章

蘋果的滋味

陽光閃耀、荷花綻放的六月天，花蓮慈院專責加護病房內卻顯得肅穆緊張。這天是六十餘歲的安安阿姨（化名）即將進行二度拔管的日子。

十天前，安安阿姨在經歷一連串治療、呼吸測驗後，評估可以拔管，將有百分之九十五的成功率，唯一無法預測的百分之五是，若病人的上呼吸道及咽喉腫脹，將導致拔管失敗。沒想到，偏偏阿姨遇上了那百分之五。第一次拔完管，安安阿姨漸漸覺得吸不到空氣，接著劇烈咳嗽、血氧往下掉，等不及麻醉科醫師前來，加護病房的陳逸婷主任緊急換上防護衣裝衝進病室，爲她再度插管。

因此，這回面臨二度拔管，醫療團隊更是戒愼，事先做好萬全準備，也安撫阿姨爲她做足了心理建設，請她一定要勇敢。病房內，吳雅汝醫師開始準備拔管，呼吸治療師、護理師則在旁協助；病房外，則請了另一組團隊待命，有麻醉科醫師與護理師，他們備足了插管、氣切等醫材，同步守候著，萬一發生突發狀況，他們可以立刻接手搶救！

儘管這段期間，醫護團隊在治療、營養、復健等一一加強與調整，也爲阿姨的喉頭水腫做了治療，阿姨的身體狀況都比上回更好，也順利通過了呼吸測試，但大家依然得面對那無法預測的百分之五風險。團隊與家屬商量，假使又不成功，就要考慮做個短暫的氣切，等到阿姨的喉頭復原得更好，再來拔管。

因此，吳雅汝醫師拔管的那一刻，大家都很緊張。

「拔管兩、三分鐘後，我就知道這次成功了，因爲阿姨不像上次那樣猛烈咳嗽、心跳變快，她的心跳、血氧都很穩定。」吳雅汝說，「阿姨也覺得自己可以呼吸了，眼角止不住流淚。」吳醫師和阿姨喜不自禁地互相擁抱。拔管現場與門外立刻響起了一陣歡呼！

吳雅汝形容，拔管當下她壓力很大，她相信病人也是，「這就像是，我們一起苦過來，然後我們成功了。像兩人雙打，拿到金牌，一定要來個大大的擁抱。」外頭等待的醫護則說，好像在看火箭升空，既緊張又期待，然後「哇，成功了，大家忍不住歡呼！」

事後，因爲插管導致聲音沙啞的安安阿姨則以顫音說著：「自己好像得救了，我的人生重來了，又有一個不同的開始了。」醫護繼續照顧她，也教她如何復健、增加肌力。

安安阿姨說，這次住院讓她感受很深刻，當她躺在病床上時，是渾身都非常不舒服的，但護理師、醫師都非常溫柔，「不管男生女生，都讓我卸下恐懼，他們都可以幫妳把恐懼感排除，每天就是安慰妳，沒事沒事，那種溫柔的安慰是很有效的。」

照顧確診重症病人的這段期間，護理長張素雯只要帶了水果或收到點心，便會送去病室給已經拔管的病人嚐嚐，拔管成功的安安阿姨也同樣受惠。

住院快一個月的安安阿姨，終於等到康復出院這一天。林欣榮院長特地獻上證嚴法師的祝福信及祝福禮；陳逸婷主任、吳雅汝醫師等都來獻花歡送這位無比勇敢的病人。家中經營安全帽店的安安阿姨則說，她出院後最想做的，便是送每位醫護一人一頂安全帽；還要去向八十多歲的媽媽請安。

持續追蹤關懷

阿姨出院後，醫護持續關懷。「阿姨，妳今天血氧濃度還好嗎？」張素雯護理長視訊問道。

「都正常……」阿姨沙啞地回答。

「妳今天的聲音比前天又更好一些了。」張素雯建議安安阿姨多做些擴胸運動。另一位護理師卻發現，不過出院一周，阿姨好像變胖了呢！笑問：「是不是吃得太好了？」

談起吃，安安阿姨卻突然想起張素雯阿長曾給她的蘋果，「在醫院裡，妳削蘋果給我吃，妳記得嗎？」

「我記得啊。」張素雯說，那天手上剛好有蘋果，她想讓兩位剛拔管的病人換換口味、嚐嚐蘋果。

安安阿姨至今難以忘懷蘋果的滋味，她說，「我好懷念蘋果的味道，拿到蘋果時，我心裡就暖起來了，這就是家人在照顧家人的那種感覺。那塊蘋果特別甜，讓我有點想流淚，好像得到一塊仙桃一樣，非常溫暖。很感謝妳們每天給我溫暖！」

歷經生死攸關的阿姨更珍惜也更能體會，無常中捎來的每一份愛與關懷。

第二章 阿公的六十大壽

台北慈院的專責病房裡，幾位護理師正嘰嘰喳喳商量著，要怎麼幫阿榮伯（化名）慶生，「是六十大壽耶！」

阿榮伯因爲公司同事染疫，自己也中獎。緊接著老婆、孫子、孫女都確診了，讓他非常擔心。兒子與媳婦早已離異，這雙八、九歲大的孫子女從小就由夫妻倆帶大，倘若有個「萬一」，該怎麼辦？

他被送進台北慈院的隔天，老婆也因爲「呼吸喘」，連同孫子孫女一起住進慈院的另外一間病房，讓他更加愁眉不展。阿榮伯非常自責，總擔憂著家人，他說自己怎樣都沒關係，「唉，把他們的病毒通通給我好了！」

為了舒展阿榮伯緊皺的眉頭，蔡亞珊、黃欣淇兩位護理師開始籌畫「阿公的六十大壽」，護理長賴昱伶、社服室主任吳芳茜也投入生日計畫。阿榮伯有糖尿病，不太能吃蛋糕，護理師特別請人做了古早味的低糖小蛋糕，卻被經驗老道、關係友好的吳芳茜打槍，「阿公哪有在吃蛋糕的啦！阿公都嘛吃麵線吧。」

「對喔！有道理。」大家笑了。芳茜火速請營養科支援，但眼下沒有麵線，四處蒐羅下，連醫院地下街明德餐廳的阿姨都拿出了私藏麵線共襄盛舉。大夥繼續張羅另一間病室裡，阿榮伯妻子和孫子女的慶生餐食。

幾個小時後，熱騰騰、香噴噴的麻油福慧麵線、低糖小蛋糕以及卡片送進了阿榮伯的病房，護理師還爲他戴上圓錐生日禮帽，高唱著「祝你生日快樂！」同時也把另一間病房裡，他的老婆、孫子孫女爲他唱歌、慶生的畫面錄下來，播給阿榮伯看。螢幕裡，孫子與孫女頻頻說著：「阿公，你要健康喔！」「阿公，你要趕快好起來，一起出院喔！」

阿榮伯非常驚喜，滿臉笑意、直道感謝。護理師們也起鬨，要阿榮伯錄一段話給老婆。阿榮伯靦腆說著：「**我，很內疚，把病毒帶進家裡……，也很擔心妳，雖然我們**

平常都在鬥嘴，但我很感謝妳，把兩個孫子照顧得這麼好。」

阿榮嫂看了很感動，儘管她向來不太會講感性的話，卻還是錄了一句：「老公，你要趕快好起來，我們一起回家捏。」來安丈夫的心。護理師又去放給阿榮伯聽，阿榮伯這回連眉頭都笑開了。這對結婚近四十載的夫妻，從來沒有甜言蜜語的日常，卻在疫情下表達了「不能沒有你」的情深義重。

那天社服室買了披薩、蛋糕給阿嬤和兩個孫子吃，一起為阿公來慶生，雖然阿公和他們在不同病室，但是一家人卻感受到共同慶生的喜悅。阿榮伯則說，從來沒想到自己的六十歲生日會是在醫院度過，而且這麼特別，眞是難忘啊！

陪妳到最後

生日只是短暫一天，整個護理站仍持續思考著，如何舒緩兩位老人家的精神壓力呢？蔡亞珊拿了精油，分別去幫阿榮伯夫妻按摩，舒緩他們的肩頸。阿榮伯的妻子直誇，「好舒服、眞放鬆、這個精油眞棒！」護理師便把精油送給她。過沒多久，阿榮伯一家人總算順利出院了！

賴昱伶盛讚，這是一個快樂的照護經驗，「有時，她們（護理師）一點事沒做好，我就會一直唸。但這次我只能說，我很感動，學妹們眞的很貼心！」她說，像蔡亞珊護理師是慈濟科技大學畢業的，有好幾次，她從病房出來後，衣服是可以擰出水來的，因爲她爲了陪病人，穿著防護衣在病室裡待很久；有時明明下班了，她還主動留下來，又進去陪伴特別需要照顧的病人。

「我們病房第一位往生的阿嬤，是亞珊陪在身邊的。」賴昱伶當時擔心蔡亞珊年資只有一年多，會害怕、不知所措，透過對講機一直跟病室內的她交談，也想請另一位護理師進去幫忙遺體護理。但這位阿嬤的女兒說，她想幫媽媽「最後一次擦澡」，因爲阿嬤是疑似病例住進來，當時快篩結果是陽性，後來核酸檢驗是陰性，便讓女兒進去一起爲病人擦澡換裝。當女兒先去辦離院手續時，又只剩下蔡亞珊獨自一人，護理長怕她衝擊太大，請她先出病房，但是蔡亞珊卻說，「我可以陪在阿嬤身邊，阿嬤現在還聽得到（據傳往生後聽覺和觸覺是最後消失的），我覺得她還需要陪伴。」

賴昱伶直呼感動，「即使現在提起，我都還是想流淚。」因爲「不捨」與「同理」，她們無畏無懼，陪病人到最後。

第三章 為什麼把我關在這裡！

年近九十的阿嬤，悶悶不樂的看著前方發呆，只要護理師一進門，她便問：「**我又沒生病，爲什麼要住院？爲什麼把我關在這裡！**」老人家不開心，讓台中慈院專責病房的護理長吳美華很擔心，得知她的兒子也在醫院隔離治療，便將母子挪住同間病室，彼此照顧、互相打氣。

原來阿嬤每天都到住家附近的山上散步、拜拜，與鄰人們在山上涼亭做做運動、聊聊天，生活愜意自在，讓她看起來不過七、八十歲，比實際年齡整整小了一輪，也因此更不習慣被關在病房裡，哪裡也去不了。

兩個星期後，又到了採檢日，兒子安慰她說，「我們今天採一採，應該就可以出院了」，阿嬤聽了很開心。但萬萬沒想到，兒子可以出院，但媽媽的採檢還是沒通過。阿嬤不發一語、生著悶氣，護理師跟她講話，她也不理睬。兒子出院後，又只剩下阿嬤一人了。

阿嬤顯得悲傷、難過，甚至不吃東西、不喝水。醫護同仁們則想方設法來安慰阿嬤。她們透過視訊連繫阿嬤的家人，讓家人鼓勵阿嬤；也寫卡片、藉著可愛圖片為阿嬤加油，還餵阿嬤喝水，鼓勵她多吃飯，才能快快出院。

得知阿嬤喜歡聽歌，護理師帶著機器人阿信進病室，播放江蕙的歌給阿嬤聽，想盡辦法讓她心情愉快來對抗病毒。不知道是江蕙的歌曲〈家後〉奏效，還是醫護人員不斷死纏爛打加撒嬌讓阿嬤心軟了，阿嬤這回答應，她會努力吃飯，也真的好好吃飯了。

又到了採檢日，也是阿嬤心情起伏最大的一天。採檢的護理師杜瑞娟，想逗鬱鬱寡言的阿嬤開心，一邊讓機器人阿信播放著〈愛拚才會贏〉，一邊隨著歌曲載歌載舞，時而蹲下身來跟阿嬤對眼飆唱，即使阿嬤默默無語，杜瑞娟仍不減熱情；阿嬤雖然不說話，眼神卻柔和了幾分。

等待結果前，大家都很緊張，深怕萬一又沒過，該如何是好。

所幸，終於通過了。這天，護理師莊金樺開朗的來到病室，「阿嬤，妳可以出院了！」

阿嬤整個人呆愣了好一會兒，突然開始爆哭，「蛤，汝講阮會當出院？……阮會當出院？……汝欲互阮轉去？（台語：妳說我可以出院了？我可以出院了？妳要讓我回去了？）」阿嬤像個孩子般的，緊緊握著護理師的手，嚎啕大哭了起來，不斷重複問著，哭了整整三分多鐘才停下，像是要把這二十天來的煎熬、恐懼、不安，全都傾瀉而出。

金樺護理師擔心阿嬤年紀大了，如此劇烈的情緒起伏會造成身體太大負荷，抱著阿嬤、

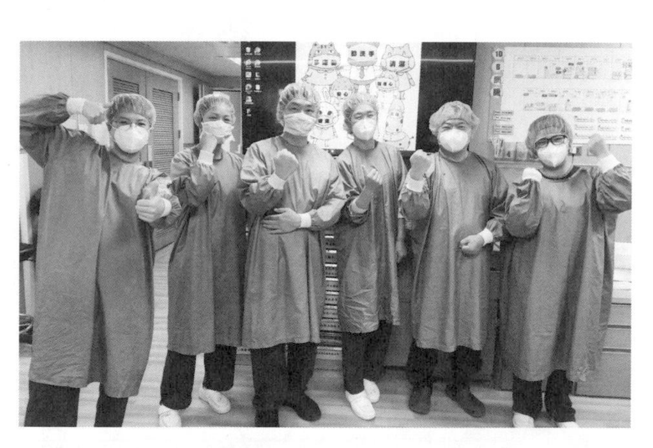

台中慈院專責病房醫護合影。圖／吳美華提供

輕拍著她，「阿嬤，會當轉去眞歡喜，嘛愛先食飯喔（可以回去眞歡喜，也要先吃飯喔）。」

「多謝，多謝……，金多謝。」阿嬤淚眼中終於有欣喜。護理長吳美華說，阿嬤哭完後，整個臉是笑開的，還可以看到她閃亮亮的金牙，「我們從來沒看她笑過，這是第一次！」

阿嬤出院後，她的兒子還帶點心來爲醫護加油打氣。阿嬤在自主健康管理七天結束後，又上山拜拜了，一如往昔。

第四章 你們是天使

陽光朗朗的七月天，大林慈院專責病房──素芬阿姨（化名）的病室裡，卻顯得烏雲滿布。她昨天才剛從加護病房轉過來，渾身無力。護理師招呼著她，提醒她先別下床，因爲躺久了肌肉力量尚未恢復，怕她跌倒。她卻一臉嚴肅，像在對誰生氣、更像在說著「別惹我」，完全不想搭理護理師。輪到下一班的護理師，進去後，得到的口喻是：「拜託你們不要理我！」

素芬阿姨似乎沒把醫護的叮嚀放進心裡，在加護病房躺了一個多月，她太想下床了，但走沒兩步就跌倒了。護理師趕緊著裝進去，也帶了助行器給她，素芬阿姨依然只以點頭、搖頭來回應。護理師每次踏進她的病室都要十足的勇氣，總想著「該如何與她互動，才能讓她開心一點呢？」

既然阿姨那麼想下床，護理師們每次給藥治療、幫她換上尿布後，就留下來扶著她一步一步慢慢移動、做復健；她想洗澡也攙扶她到浴室，讓她坐在椅子上，幫她盥洗。蔡詠媛副護理長說，有些比較活潑的護理師，一進門就對著阿姨笑，即使口罩遮了臉，眼睛依然彎彎笑著、招呼著阿姨。蔡詠媛也聯繫素芬阿姨的孩子，請他多多打電話關心媽媽。

「阿姨，妳怎麼吃得那麼少？」護理師問，阿姨揮揮手、搖搖頭，不說話。

「那妳有沒有想吃什麼？」護理師再問。

原來阿姨牙口不好，又覺得餐食太清淡。但阿姨是北病南送的病人，家人都在北部，不可能送食物來，於是護理師們買布丁、買微辣的小菜、罐頭送進病房。阿姨想吃茶葉蛋，護理師不僅爲她準備，也幫每位住進來的確診病人加菜，人人都有茶葉蛋。蛋糕、水果、點心，一一送進了素芬阿姨的病房，房裡的烏雲也被不屈不撓的暖心給驅散了，終於打開阿姨的心房。

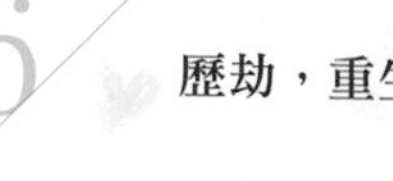

我是否能活著出院

素芬阿姨家住臺北，她五月下旬（二〇二一年）就被送到嘉義的檢疫所，後來轉到大林慈院。她入院時，呼吸非常喘、血氧低、胸部X光也呈現肺部浸潤，一進來就到加護病房插管搶救了。

臺北到嘉義大林，兩百三十七公里，但素芬阿姨卻經歷了更遙遠的距離——墜入黑暗，跟死神拔河。她一度病危，在加護病房住了一個多月，才轉到一般專責病房。護理師幫她梳髮時，發現她因爲躺太久又情緒低落，後腦勺有處頭髮掉光了，禿了一塊。阿姨後來願意開口了，才告訴護理師，她住院住那麼久，很擔心「自己是否能活著出院」，加上那陣子媒體不斷報導確診及死亡人數都攀上高峰，讓她對這從天而降的疫病感到生氣，對自己的身體很沒有信心又害怕。她也跟醫護抱歉，說自己一進來時不講話又臭臉；不聽話還跌倒，讓大家很困擾。

輪番照顧她的護理師們卻告訴她：「阿姨，放心，我們都會陪著妳。」「阿姨，別擔心，越來越好了喔。」「阿姨，我們來動一動吧……」而醫師每天早上查房時，總

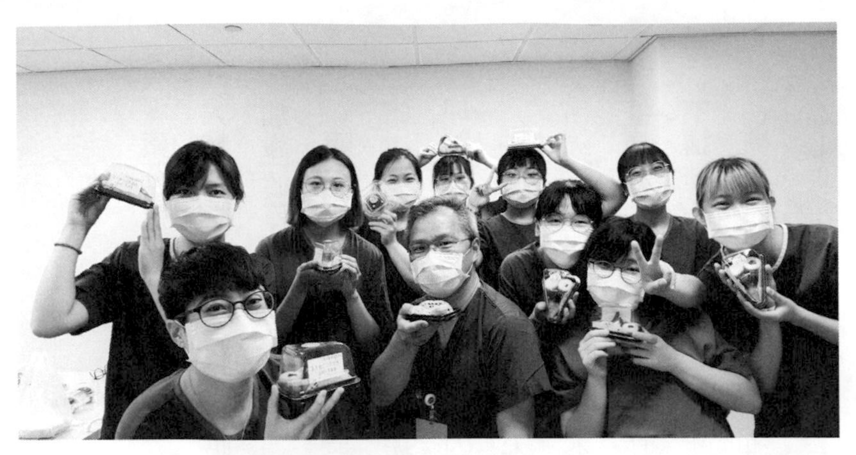

大林慈院專責病房團隊合影，護理同仁家屬送來甜點慰勞。圖／大林慈院

會詳細解釋病情，告訴她最新的抽血、X光、血壓血氧等情況，「已經進步很多了喔！」讓她安心。

臉上越來越多笑容的素芬阿姨，終於等到出院這一天。護理師們想讓阿姨漂漂亮亮出院，合資買了一頂由大愛感恩科技研發、以環保回收材質製作的帽子要送給阿姨，好讓她遮住掉髮禿頭處，美麗有型的出院。張兼華醫師知道了，便說：「禮物妳們送，這錢我出。」其實張醫師在照顧確診病人期間，看到病人有需要，立刻買了快煮壺給帶著嬰孩的家長、還趁著休假買了大批美味熱食送進病房，他的愛總是這麼直率、豪爽而溫暖。

素芬阿姨出院這天，蔡詠媛為她戴上大家

合送的帽子時，她竟落淚了。

阿姨不停地哭泣，她說很感動、很感謝大家對她的包容跟關愛，「你們怎麼對我這麼好，連我出院了，還送我帽子遮醜，很謝謝你們！……你們是天使，要不是有你們，我不知道我今天會怎樣，謝謝你們的照顧！我的命是你們救的，謝謝你們！」

醫護叮嚀她出院後的注意事項，「阿姨，妳會越來越好，要跟家人團聚了，以後也要開開心心喔！」載走阿姨的座車緩緩駛出大林慈院，陽光依舊燦爛。

第五章

為你連線，不再孤單！

護理師打開病室，看著一對發楞、面無表情的老夫妻時，忍不住嘆了口氣。

一般人若聽見房門被推開、有人走進來，正常都會抬頭看一眼。但眼前的阿公阿嬤像被時間、空間給凝結或困住了，一位在床上躺著，一位在椅上呆坐著，兩人眼神放空，病懨懨的提不起勁，也毫無生氣。連護理師靠近了，他們都渾然不覺也無意搭理。

大林慈院副護理長蔡詠媛說，「他們看起來好像失去求生意志般的，護理師問他們，爲什麼不起來走一走呢？」阿公悻悻然回應：「活動範圍就這麼小，除了躺著、坐著，我們還能幹嘛？」

其實專責病房的醫護們特別能體會病人這份「心」苦。大林的專責病房在十二樓，特地爲護理師們準備的防疫宿舍則在十三樓，這群護理師爲了維護醫院安全，多數只在十二樓跟十三樓之間活動，不能見家人、空間也被侷限，「更何況病人的空間比我們更小，只在一個小小的病室內，所以我們很能體會他們的鬱悶。」護理師楊家嘉說。

她們也擔心，再這樣下去，心情會影響病情，萬萬不可。大家腦力激盪著，決定再增加探視頻率。此外，也把健康操帶進病房，讓所有病人「動起來」。

蔡詠媛記得多年前，大林慈院曾針對同仁製做健康操影片，於是由護理部陳香伶督導

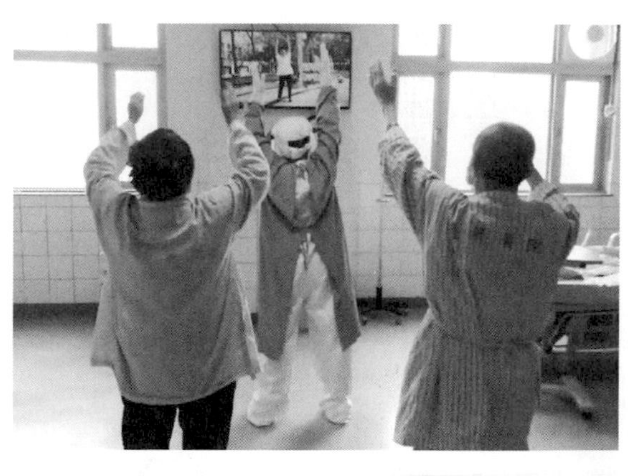

大林慈院護理師進病室帶長輩做健康操。圖／大林慈院

協助聯絡公傳室取得影片，好幾支不同音樂、動作的健康操影片開始在病室內的電視頻道輪播。只要護理師一有空檔，就會前往病房，帶著那些較憂鬱的病人或長輩跳健康操，增加他們的活動量。

效果意外的好，護理師們在帶阿公阿嬤跳完健康操後，幫他們測量血氧，竟可以從原本的九十四、九十五提升到九十九、一百。夜班的護理同仁也回饋，病人跳完操後，睡得更安穩。

一通意外的來電

就在此時，護理站也接到一通來自家屬的電話，提到住院的長輩好幾天沒接手機，不知道狀況如何。這通意外的來電，讓醫護開始盤點那些鬱鬱寡歡的老人家們，是否都順利與家人聯絡上了呢？

這才發現多數長輩不熟悉智慧型手機。譬如，有位長輩不小心按到靜音也渾然不覺；有些老人家重聽，加上微負壓病房裡兩台抽風機鎮日嗡嗡聲響，讓他們聽不見電話鈴聲、更不曉得該如何回撥；還有些是使用老人機、只有通話功能，擔心手機費太貴，索性關機不連繫。

於是，那兩天護理師帶著病人跳完健康操後，便問道，「你們有沒有特別想念的家人？我幫你打電話，好不好？」有的阿公想孫子，有的阿嬤想兒女，護理師一一幫他們視訊、聯絡家人。

蔡詠媛、楊家嘉也幫那對毫無生氣的阿公阿嬤視訊家人。因為很久沒見面，視訊撥通的那一剎那，他的兒子激動得哭了，拿著手機對家人大叫：「**阿公打電話回來，你們趕快下來！**」全家人、孩子、孫子們全都擠在手機前面，七嘴八舌地揮手、喊叫著。

之前總是病懨懨也不愛講話的阿公阿嬤，一看到家人，卻像瞬間活了過來，眼睛都有神了。阿公興沖沖跟家人說著，護士帶他們跳健康操、還幫他們加菜、加滷蛋，那是他吃過最好吃的滷蛋。兒子則哽咽著要爸爸媽媽「要聽醫師護士的話，才能早點出院。」也感謝醫護把家人照顧得這麼好。

歷經一疫，才能得知，光是活著，可以跟家人相聚，便是生命最美的奇蹟。爾後，護理師更常協助長輩視訊連線，讓他們不再孤單。家人的陪伴，是世間最好的良藥，醫護則是橋梁，牽起這無敵的親情，一起抗疫，健康出院！

第六章

「會順夫妻」重生辦金婚

花蓮慈院專責加護病房裡，阿順伯（化名）看著陳逸婷醫師，竟激動的哭了。「妳是醫師？妳眞的是醫師？」

這是年近八十的阿順伯住進花蓮慈院的第一天，他哭訴著，之前在其他醫院住了好幾天，都沒有醫師去看他，直到他越來越喘又在病房裡跌倒，病情愈發嚴重才轉來慈濟。陳逸婷安慰著一頭銀髮的老先生，「**放心！我們每天都會來看你！**」

阿順伯的妻子阿順嬸也染疫，兩人分別住進不同病室。妻子連續發燒六天、呼吸很喘、肺部浸潤，病況更爲嚴重。吳雅汝醫師只要一進阿順伯病房，阿順伯便問她，妻子狀況如何？後來，吳醫師改了查房順序，先看阿順嬸，再來看他。「如果我們交談十分鐘，那麼只有五分鐘是在談他的病況，另一半時間，他都在關心太太的病情。」看得出來阿順伯非常疼愛妻子，也很自責把疫病傳染給她。

醫療團隊除了採用高流速鼻導管供氧治療外，醫師也帶著團隊幫他們翻身擺位，做「俯臥治療」。每次俯臥後，血氧濃度便顯著提升，但長時間趴睡，讓他們老抗拒著：「可不可以不要再俯臥了？趴得好不舒服啊。」醫師、護理師仍不斷鼓勵和勸說，要他們繼續，身體才會進步。

在加護病房的阿順嬸想喝咖啡，護理站立刻生出咖啡送進病房；她想洗頭，護理長張素雯自掏腰包讓學妹去買乾洗髮噴霧劑，幫她洗頭。空調太冷，護理師立即幫她調整、蓋棉被。

阿順嬸越來越虛弱，臨界著即將插管的邊緣，醫師每天看著，也擔心著能不能撐得過今晚、能不能再撐過明晚。渾身不適，也讓阿順嬸漸漸失去動力。她問吳雅汝醫師，「我爲什麼會像現在這麼苦，別人都沒事，我又沒有做錯什麼，爲什麼我會染疫？」言談間帶點憤怒與說不出口的吶喊：「爲什麼是我！」

「生病或許就是老天爺要讓我們練習慈悲。」吳雅汝無法解釋家庭群聚，只好轉念寬慰她，「你想想看，我們只是病，還沒有失去生命，就那麼苦；那些爲了滿足我們口腹之慾的動物，他們沒有生病，卻直接犧牲生命，應該更苦吧。」

爾後，吳雅汝有機會便跟她聊，或許老天爺希望我們對人、對萬物、對所有生命都能「學會慈悲」，也趁機勸素：「也許我們可以先練習早齋，或是初一、十五來吃素。」雖然阿順嬸也表達，自從吃了醫院的蔬食後，才發現素食也可以如此美味；但過沒幾天，她又問吳醫師，「我什麼時候可以喝雞精呢？」

談起這段經驗，吳雅汝醫師莞爾一笑，「勸素不成功也沒關係，有時種下一顆種子在人家的八識田裡，下輩子才開花，有什麼關係呢！」

夫妻相聚，齊心抗疫

正當阿順嬸的病況起起伏伏之際，指揮中心也允許兩人一室了。醫護想，要不要讓阿順伯夫妻住在同間病房，好互相鼓勵。護理長問阿順伯，「幫你轉到另一間病房，讓你跟太太住同一間，好嗎？」阿順伯的眼睛立刻亮了起來，一口答應，還比個大大的讚。護理長再去問阿順嬸意見，她很淡定的說「好」。

相隔兩個多禮拜沒見面，阿順伯一看到妻子，又哭了，「老婆，我終於看到妳了！」阿順嬸在先生陪伴下，心情變好，也更有動力來復健。夫妻倆在中西醫合療下，順利從重症轉爲輕症，也轉到一般專責病房。

阿順嬸其實是位對自己的儀容很在意的女性，但住院期間，頭髮經常亂糟糟，李淑禎護理長看了，便從家中帶來沒用過的梳子、髮夾，還留了張紙條，希望她在住院期間也一樣美麗。阿順嬸隔天立刻把頭髮梳得整整齊齊，還夾起髮夾給護理長看。

住院住了將近一個月的阿順伯夫妻，終於等到了出院這一天！

花蓮慈院醫護團隊也悄悄爲他們準備驚喜，要幫這對結縭五十年的夫妻，提前舉辦「金婚」。團隊準備了美麗的頭紗給阿順嬸、藍色的領帶給順伯。當阿順伯爲妻子掀起白色頭紗時，竟然又激動的哭了。他緊握妻子的手，說著，「都是我害太太染疫的」，他說生病很痛苦，自己也曾經想要放棄，但實在割捨不下家人，所以努力撐了下來。阿順嬸則回應老公，「我一點都沒有怪你，你放心，老婆永遠支持你！」今後也會一直走下去！

林欣榮院長帶領團隊獻上證嚴法師的祝福信、鮮花、淨斯本草飲、祝福禮，護理團隊也準備了蛋糕及卡片；音樂一放，中醫師還帶著順伯夫妻倆跳起探戈「愛情的恰恰」歡慶金婚。

阿順嬸也送上兩張親手畫的卡片。送給醫師的卡片上，畫著一頂大傘保護著象徵夫妻倆的兩隻兔子，背面寫著：「謝謝醫師們，讓我倆重生，感恩！」給護理師的卡片則畫了花與音符，「親愛的護理師小天使們！謝謝您們溫暖的照護，我們才能好起來，感恩！」護理團隊給夫妻的卡片上，則寫著大大的「會順夫妻」是從夫妻倆的名字中各取一字，諧音讀起來便是「會順」，祝福這對重生的「會順」夫妻，以後也順順利利，繼續幸福！

第七章 爺爺，我們來吃布丁吧！

花蓮慈院的重症專責病房裡，一位七十多歲的爺爺，正使用著呼吸神器來救命。但他很憂鬱，不願吃飯也不肯刷牙，護理師連哄帶勸，爺爺只吃了一、兩口飯，就不吃了。隔天護理師再餵他，又只勉強吃了兩口；「爺爺，那我們來喝點牛奶好嗎？」爺爺搖搖頭。

難得開口的爺爺，一開口竟低語著：「唉，沒希望了，我沒有希望了。」對護理師的關心也相應不理，似乎失去了求生的意志。

大家都很擔心兩口爺爺，若不吃不喝，身體恐怕撐不住。但過沒多久，讓大家更驚恐的事發生了——缺氧的爺爺，竟然自己把氧氣罩給拿掉了。

大家見狀，也急了。加護病房的護理師說，我來，我進去。不知爲何，護理長張素雯卻立刻意識到，她可能是要進去約束病人的雙手，讓病人不會再把氧氣面罩拿掉。

這間重症專責病房是由加護病房的護理師，與張素雯所帶領的肺結核病房護理師所共同組成的。當時，病房剛起步，大夥都在手忙腳亂中摸索、建立規範。重症病房的護理師總是身懷絕技、性子急、動作快，因爲他們是在跟生死搏鬥，要趕緊解決病人眼前的問題。

於是，張素雯說，「沒關係，妳忙，這個我來。」她請另一位剛忙完的護理師協助，「妳進去陪爺爺，他要的就是陪伴。妳餵他喝牛奶、說說話都可以。」護理學妹二話不說便進去了。素雯再請另一位要去送檢體的護理學弟，回來時順便幫忙買布丁。

布丁被送進兩口爺爺的病房裡，素雯要學妹餵爺爺吃布丁，「吃多少算多少。」

「**爺爺，我們來吃布丁吧！**」不知道是陪伴奏效、還是布丁的神威，爺爺終於肯吃了。他吃掉半盒布丁、喝光一瓶牛奶，最重要的是，爺爺的眼睛終於有些光亮，一掃先前那厭世無望的眼神。

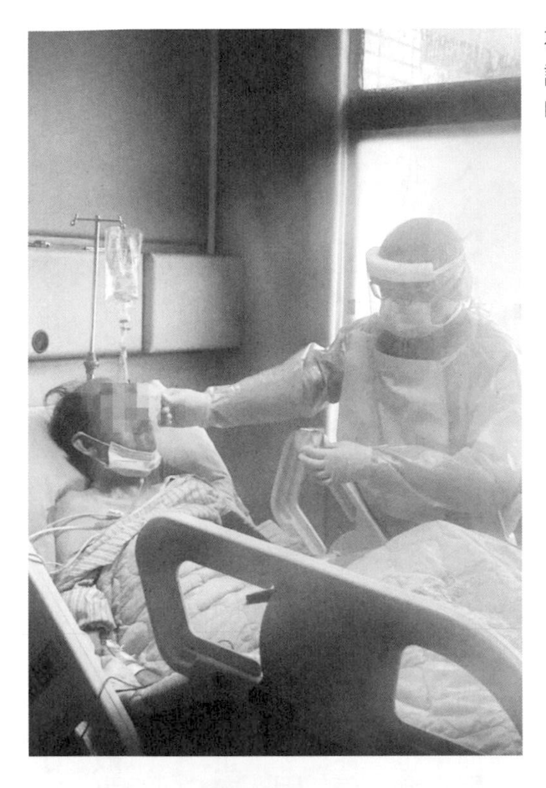

花蓮慈院專責加護病房的護理師一口一口餵著爺爺吃布丁。圖／張素雯提供

花蓮慈院專責病房的護理師不僅照顧確診長輩，也疼愛病童，經常為病童準備小點心。圖／李淑禎提供

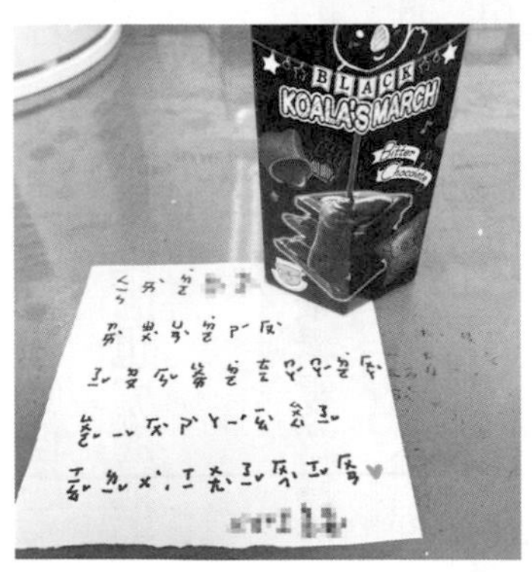

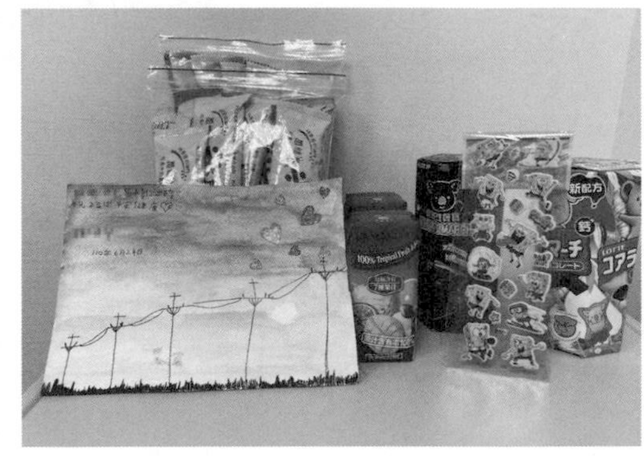

爾後，布丁天天送進爺爺病室，兩口爺爺成了「布丁爺爺」，也肯配合呼吸器的治療、好好吃飯、吃布丁。爺爺病情日漸穩定，轉往一般專責病房，復健師也協助他鍛鍊肌力，終於讓他順利出院！

張素雯分享，後來那位加護病房的護理師還給了她正向的回饋。當時張素雯認爲爺爺是清醒的，若約束他，他不但不舒服，還會更抗拒，因此寧願多花三十分鐘來陪伴老人家。她也感恩，儘管急性病房（加護病房）與慢性病房（肺結核病房）的照顧模式不同，但大家截長補短，可以互相學習、幫忙；她也發現，其實重症護理師也經常在陪伴病人，跟她想像的不一樣！大家都是在爲病人而努力呢！

第 7 部

以愛布局　創新研發

第一章

科技防疫 數位創新

新冠肺炎延燒全球，不但阻隔了海陸空交通的便利性，甚至阻隔了人與人之間的日常接觸。爲了保護醫事從業人員的安全，發展新的防疫科技，已成爲全球醫療新趨勢。

二〇二〇年二月，全球疫情爆發之初，嘉義大林慈院的賴寧生院長即帶領同仁，以「精實醫療」、「智慧防疫」來守護醫院與病人。因此這兩年來，大林慈院即使照顧衆多確診病人，依然維持院內「零感染」的防疫佳績。

「防疫是全方位的，從入院前的把關到住院病人、家屬、接觸者的預防，都必須經過縝密規劃，過程中，最重要的就是『速度』跟『精準』。」賴寧生院長說。

二〇二〇年二月十日起，全臺各大醫院入院前都要先讀取健保晶片卡內的入出境連線紀錄，避免民衆隱匿旅遊史。當時天氣冷颼颼，曾遇上僅十一、二度的低溫，大林慈院外大排長龍，等著過卡的病人及負責過卡的醫院同仁個個瑟瑟發抖，只要電腦連線稍有卡關，難免遇到民衆抱怨：「有那麼嚴重嗎？爲什麼進醫院看病這麼麻煩，還要等那麼久。」

爲了不讓病人等，副院長賴俊良與資訊室黃智瑋高專帶頭火速開發「防疫應變快速智慧資訊系統」，不到一周便建置「旅遊史即時查詢系統」。當時健保署提供的旅遊史查詢系統，平均一人最少須十七秒；但大林慈院開發的系統，在針對全院住院病人進行批次查驗時，一人平均只需零點八九秒，更爲快速便捷。

這套設計主要運用爬蟲軟體，每五秒自動下載管制署、出入境管制局的最新資料進行自動比對，只要輸入即將入院者的資料，「幾乎是瞬間、不到一秒就可以得知，此人是否能進入醫院。」賴寧生院長說，十四天內有國外旅遊史或應隔離檢疫者等，都可透過此系統查驗，讓進入醫院的病人或家屬都能快速通關不塞車。

除了上述「醫院入口把關」的「旅遊史即時查詢系統」外，大林慈院在一個月內（二〇二〇年二月）陸續開發出「到院前把關」的「病人預約系統」、「住院把關」的「訪客預約 APP 管理系統」。陪病或探病者需先預約，院方會提供授權碼來串接病人資料。當時每位病人一次只能登錄兩位陪病或探病者，自動限制不符合條件者登錄，報到時輸入身分證資料，系統比對成功即可進入病房。

副院長賴俊良笑說，系統一建置完成，他便要求院內同仁嚴守防疫規範、絕對不能放鬆。沒多久賴院長的媽媽住院，與他照顧的病人正好在同區病房，他看完病人想順道進去看看賴媽媽，卻被護理長拒絕：「不行，要先登錄訪客 APP，照規矩來。」很好！被自己下的禁令擋在門外，果然大家都做到「毫不苟且」。

賴俊良點進訪客 APP，才發現沒有授權碼，預約系統是不便民的，「如果沒有親自走一遭，就不會知道民衆爲什麼不喜歡使用，也容易造成政策失敗。用了，才有機會一再改良。」這也促成訪客系統不斷修正，最終優化成 QR Code，讓大家更方便使用。

這段期間大林慈院還設計了住院病人體溫量測、自動登錄等系統，這些系統都在二

○二○年二月底、三月初上線使用，足足比其他北部的醫學中心提早了一個月施行智慧防疫。

開發臉部辨識系統

二○二○年四月，大林慈院智慧醫療創新中心更引進「臉部辨識系統」，結合已開發的其他系統，讓同仁在上傳照片建檔後，在特定空間入口，不必脫下口罩，即可靠「刷臉」完成體溫量測、臉部辨識，開啓自動門進入醫院或特定空間，大幅降低接觸可能帶來的傳染。

資訊室也運用 Line 的 Notify 功能，監測每天進入醫院的人數、每日自動推播「頻繁進出醫院的名單」，再輔以人臉辨識——透過平板電腦插卡時啓動照相功能，因而找出了不少使用他人健保卡進出醫院的防疫漏洞。也意外發現有一位老伯，每天帶著一瓶飲料進出醫院，他既不看病也不探病，只是來醫院坐著當休閒、感受人氣，冬天避寒、夏天吹冷氣，但疫情期間爲了他的安全，也只好勸他沒事別來醫院閒晃啊！

賴俊良說，這段期間，每個人都在抓漏，不停思考「還可以怎麼做」。於是，大林慈院再次超前部署，建置「傳染病接觸者匡列查詢系統」。

以往疫病接觸史需透過感控人員以人工查詢方式、一一疫調確認，但爲了阻斷像新冠肺炎這樣嚴重的特殊傳染病，速度就得更快。資訊室除了串接每位同仁進出會議室、病房、診間等記錄外，也在院內各個門診區、會議室、病房區、交通車等處設置專屬QR Code，同仁或民眾綁定系統、掃描後，即可記錄過去二十八天的足跡。

如此一來，若需疫調時，便可透過指標個案（如病人）快速搜尋接觸者；資訊系統更可依照接觸的距離及時間長短，評估接觸者的風險高低。例如接觸時間達十五分鐘，或是執行會引發飛沫微粒的醫療處置行爲者，即列爲高風險接觸者。有了這項利器，就不需要一個個做疫調，而是列出紀錄讓同仁確認，決策行動更加快速。

更難得的是，大林慈院所開發的多項科技防疫，多是運用現有軟體，以創意來設計、鮮少花錢，除了締造院內「零感染」的佳績，也讓賴俊良受邀前往「臺灣感染管制學會」舉辦的研討會中分享。「防疫即時查詢」等系統更免費提供給台北慈院、台中慈院、恩主公醫院、部立彰化醫院、部立嘉義醫院、部立朴子醫院、部立灣橋榮民醫院等七家醫院使用。

二〇二〇年，大林慈院防疫資訊系統榮獲中衛發展中心「臺灣持續改善競賽」智能應用類「銀塔獎」；二〇二一年初，更獲得SNQ國家品質標章及戰疫特別獎。

「這不是憑空掉下來的，是背後許許多多的努力。」賴俊良說，不論是醫院邊境管理、疫情需要的戰備物資、資訊系統的建置，到染疫病人的病情變化等，幾乎是每天討論，有時到半夜一點多，都還在Line上聯繫著，他由衷感謝賴寧生院長大力支持、院內許多同伴不分你我的努力，共同成就小小佳績。

抓漏達人 跑遍全院

疫情有鬆有緊，在臺灣風平浪靜的二〇二〇年，訂下防疫嚴格規範時，大林慈院也曾有同仁或病人抱怨：「我們中南部還好吧？附近沒有一家醫院像大林慈濟醫院這麼嚴格的……」

但賴俊良認爲要讓同仁依照防疫規範確實走過一遍，才能學到經驗；才能把醫院、社區守得更好，避免疫情一旦大爆發時，產生無畏的恐慌。「如果沒有讓同仁學到經驗，以後一定會有斷層，但重大傳染病不會消失，每隔一段時間就來一次。」他說，因此當一回事、劍及履及做到最高規格，是非常重要的。

賴俊良也早在二〇二〇年臺灣疫情承平之際，前往校園、社區四處演講，宣導如何防疫，「正確訊息要快速傳達，以免民眾被不實資訊誤導，只要社區民眾有正確防護觀念，就不易被感染，對醫院也更安全。」

事後也證明，誰能預料一年後，二〇二一年夏秋之際，嘉義爆發了大林喝茶群聚及工廠染疫事件！疫情來到家門口，大林慈院也繼續擔起照護確診病人的重任，但大家急中有序、擔憂中仍能照著規範走，這不是憑空而至，而是訓練有素，用在一時！

這兩年來，賴俊良更三不五時化身「抓漏達人」，每當疫情鬆綁時，他便微服出巡跑遍全院，看看同仁是否確實遵守防疫規範。「我想要讓大家知道，這次是玩真的，要養成習慣，日復一日執行，才能徹底到位。」

他的低調查訪也頗有斬獲，譬如，他發現雖然有陪病預約管制系統，但卻擋不了看護私下偷闖安全門，跑到別間病房串門子，這相當危險，只要其中有一位看護染疫，其他病房也會因此被傳染。於是，每個安全門前增設「禁止進入」拉繩，但是還是有人默默移動掛繩，只好再加裝蜂鳴器，推開門就有聲響，看護或陪病者便不敢再私闖了，如此也不牴觸其安全性，安全門緊急時仍可逃生。

他也發現，後來由於疫情嚴重，一位病人僅能有一位陪病者。禁止訪客後，竟有病人偷偷跑出病房讓北部來的親友探視，「這更危險，疫情正在北部延燒。」但是臺灣特有的探病文化，就連賴副院長的父執輩親友也來請託：「能不能讓我進去病房，看看親友？看一眼就好。」

「不行，真的沒辦法。」賴俊良說。

「那你幫我去病房看一下他，總可以吧？」父執長輩再問。

「疫情期間，沒事我也不能進病房啊！」賴俊良鐵面無私地婉拒了。

看來規定之外，要向民眾宣導的「抗疫文化」還很多。非常時期，防疫優先，人情暫緩，一絲漏洞都不能有。每間醫院能被安全守護，各有其道，不僅大林慈院以科技防堵疫情，花蓮慈院也引進「自動採檢機器人」；台中慈院醫護與「智慧機器人阿信」一起照顧確診病人；台北慈院則與科技大廠合作，成立「VR醫學模擬訓練中心」等。

科技背後的強大使命是「守護」。疫病不會從地球上消失，唯有透過科技，爭取時間防疫、與之共存，防疫的經驗、守護的堅毅才能代代傳承。

第二章

大地的禮物
淨斯本草飲

漢醫古云「百草皆藥」，向來著重於中西醫合療的花蓮慈院，疫情期間以中草藥研發出「淨斯本草飲」防治新冠肺炎，並於二〇二〇年十二月發表。

談到本草飲研發的契機，花蓮慈院林欣榮院長說，疫情爆發之初，證嚴上人曾提及早年若去探病或至喪家弔唁後，常以艾草或茉草水來淨身；古代也有瘟疫，當時也無西藥可醫，因而希望醫療團隊能研究中草藥防疫的可能性，推動中西醫合療。

於是，慈濟基金會副總執行長林靜憪、林欣榮院長帶領花蓮慈院團隊投入中草藥研發，包括何宗融副院長、黃志揚副院長、江建儀博士、林佑融博士及Shibu博士等中西醫、研究員共同研發，最後發現以「艾草、茉草、麥冬、魚腥草、桔梗、甘草、紫蘇葉、菊花」等臺灣本土八種中藥草製成的「淨斯本草飲」，能夠有效抗疫。

何宗融副院長同時也是中醫部主任，他表示，中醫治病是以「風、寒、暑、濕、燥、火」相應的六種邪氣來開藥方，COVID-19屬於寒濕型的邪氣，「淨斯本草飲」中的艾葉、客家茉草（俗稱魚針草），主要功效即在殺菌、袪風、除濕、解熱、抗發炎。這也是淨斯本草飲最大的特色——使用了上述古代用於瘟疫的兩種常見草藥。

此外，魚腥草、菊花的作用在於清熱解毒、鎮咳平喘。這些用於清熱解毒、抗發炎的中草藥屬性多偏寒涼，因此也需加入溫性草藥，如紫蘇、桔梗，可解表散寒，宣肺止咳；桔梗還可化痰。甘草則用來潤肺、調和所有藥性。上述八種藥草歷經多次實驗，才調配出最適合的比例，因此，何宗融不鼓勵一般民眾自行抓藥，因爲每家中藥行的品質不一、比例用錯了效果也未必相同。

在實證研究方面，林欣榮院長則提到治療新冠病毒的藥物——瑞德西韋主要功效是抑制病毒的複製；單株抗體藥物則用於減少病毒和細胞的ACE2（血管收縮素轉化

2）接合，這兩種藥物都各自針對單一標靶來治療。然而，透過病毒實驗，淨斯本草飲卻能同時對治四個標靶，包括「抑制病毒與細胞上的受體ACE2接合、抑制能使病毒進入細胞的酵素、阻止病毒進入細胞後大量複製、提升抗壓力」。

值得一提的是，全球疫情延燒，淨斯本草飲也歷經不斷研發、調整、進而申請專利。證嚴法師憂心疫情蔓延，花蓮靜思精舍協力工廠更是日夜加班，沒日沒夜地從清洗藥材草葉、脫水、烘乾、秤重打包、磨粉、包裝，努力趕製，以提供給臺灣、世界各地需要的民眾。

降低病毒量　提升治癒率

二〇二一年五至八月疫情延燒雙北，台北慈院在徵求病人意願下，每日提供淨斯本草飲給部分確診病人使用。台北慈院急重症管理中心吳燿光主任表示，中西醫療團隊先取得病人同意，再將病人分成兩組。對照組維持原來的醫療照護，本草飲組則除了原來的醫療照護外，再加上每天提供淨斯本草飲服用，在年齡、性別、肺炎嚴重度、共病指標等臨床條件幾近相同的情況下，評估二組共三百多人的病毒量變化、發炎指數高低、住院天數。初期研究發現，服用本草飲病人的病毒量與發炎指數下降幅度皆高於對照組，且均無不良反應。尤其是針對男性及六十歲以上的高齡患者效果更顯著。與僅使用標準治療相比，淨斯本草飲合併標準治療能降低五一％的插管率、降低七〇％進入加護病房的機率以及降低百分之百的死亡率。台北慈院此項研究成果論文也在二〇二二年發表於知名期刊《營養學尖端》（*Frontiers in Nutrition*）（註1）。

花蓮慈院則發現，透過中西醫同步治療，病人連續使用四天淨斯本草飲後，有效降低病毒量，連續飲用兩週後即可達到Ct值大於三〇的出院標準。臺北慈院與花蓮慈院初步發現，本草飲可減緩肺發炎相關疾病嚴重度、降低感染、血栓、發炎等症狀。花蓮慈院也發現新冠肺炎病人十四天轉輕症比率上升四〇％，死亡率下降五〇％。

註1

台北慈院該研究論文題目為「淨斯本草飲輔助療法治療輕度至中度COVID-19患者的療效與安全性：前瞻性世代研究」（Efficacy and Safety of Complementary Therapy With Jing Si Herbal Tea in Patients With Mild-To-Moderate COVID-19: A Prospective Cohort Study），影響係數6.576，由台北慈院中醫部謝伯駿、院長趙有誠、研究部蔡國旺與曾奕翔、內科部李忠憲、內科部胸腔內科吳耀光、釋證嚴等人共同完成。

透過動物實驗發現，感染新冠肺炎病毒 Delta 變異株的實驗鼠，使用淨斯本草飲後，消化系統的病毒量明顯降低，但肺部仍看得見病毒。研發團隊進一步研發出「淨斯本草滴露」，使用滴露後的實驗鼠，明顯改善了上呼吸道的感染情況。

淨斯本草飲從最早的茶包，陸續研發出濃縮液、滾珠露等，淨斯本草滴露也於十二月二日在臺灣醫療科技展首日發表。花蓮慈院副院長黃志揚表示，淨斯本草飲就如茶水般，一飲即入肚；而滴露的功能則像漱口水，能停留在口腔較長的時間，進一步達到保護口、鼻、上呼吸道的效用。兩者同時使用，更可提升全方位的免疫力。

另外，針對多種 COVID-19 變種病毒感染動物進行實驗，不僅發現淨斯本草飲可抑制四五～九〇%的南非、野生型、加州、英國、巴西等變種病毒感染動物外，再搭配外用滾珠露六滴並一天飲用三包淨斯本草飲，可以抑制九七%以上的病毒感染。

慢性病研究 獲佳績

除此之外，研究團隊也進一步針對慢性病研究，因爲染疫的高齡慢性病病人是轉爲重症的高危險群，臺灣前百例新冠肺炎死亡個案中，高達九五%有慢性病史，其中以高血壓、糖尿病位居一、二。黃志揚表示，研究團隊針對高血壓及糖尿病做實驗，發現預先服用淨斯本草飲能大幅度減輕 Delta 病毒感染糖尿病小鼠；而高血壓的大鼠餵食一週淨斯本草飲後，能迅速修復心臟輸出功能及收縮力，研究成果讓團隊爲之振奮，也延伸多項研究，產出十多篇論文報告，陸續投向國際期刊。其中一篇與抗衰老研究相關的論文，已刊登於知名期刊《生物醫學與藥物治療》（*BIOMEDICINE & PHARMACOTHERAPY*）（註2）。

二〇二一年，這份來自大地的禮物「淨斯本草飲」，在慈濟基金會的協助下化爲大愛，不僅送至臺灣各個需要的角落，更送往印尼、馬來西亞、印度等四十二個疫情嚴重的國家地區，在全球共命的時刻，盼能潤澤蒼生、共同抗疫。

註2　花蓮慈院所發表的該篇論文名稱為「全新多功能抗衰天然草本配方——淨斯本草飲」（Novel anti-aging herbal formulation Jing Si displays pleiotropic effects against aging associated disorders），影響係數 6.530，由花蓮慈院「心血管暨粒線體相關疾病研究中心」Marthandam Asokan Shibu、林佑融、江建儀、盧正祐、Debakshee Goswami、Navaneethan Sundhar、Surbhi Agarwal、Md. Nazmul Islam、林欣榮、中醫部何宗融及蔡椀婷、黃志揚、林碧玉等人共同完成。

後記

四月清明，本書即將付梓之際，新冠肺炎變種病毒 Omicron 以其高傳染力開始在臺灣遍地開花。許多家醫院陸續傳出醫護受到感染或有確診者足跡，位於東部的花蓮慈院也有醫護確診，各地醫院風風火火地消毒、醫院同仁也一一接受篩檢，幸而這次絕大多數都是輕症。

這讓我想起了台北慈院的吳燿光醫師。十八年前，SARS 最為風聲鶴唳時期，他在桃園某家醫學中心服務，是主治醫師第二年，他是負責幫確診病人插管的醫師，當時已有醫護人員不幸過世，「我每天中午看新聞時，壓力都很大，那時都是邊做邊學。」吳燿光說，最難過的是他所照顧的護理長就在他眼前過世了，「她走的時候，我非常難過、不捨。」這位護理長是被病人傳染而走的。

大疫時代，沒有人願意成為病毒的寄生者，不論病人或醫護。然而，不斷變種的新冠肺炎病毒株，似乎也立誓要與人類共存，盡其所能的依附、複製、變形、擴散，讓人類防不勝防。

二〇二一年八月下旬到十一月間，我採訪了四十多位在新冠肺炎第一線照顧病人的護理師、醫師、醫技等。有好幾位醫護在受訪時邊說邊落淚，他們不只爲自己，也爲病人而落淚。而有更多時刻，我非常不專業的，聽著聽著眼淚便掉下來了，這些內容多數寫進了書裡。

我總會問每一位受訪者，「這段時間，你們可以好好睡覺嗎？」有高達七成的受訪者坦率地告訴我「沒辦法」。他們比任何人都還擔心「萬一自己（或同仁）不小心染疫了，造成院內感染」，那將會讓已緊繃的醫療量能更爲捉襟見肘。他們即使在夜裡也關注著醫療群組「噹」一聲所跳出的即時訊息，「是不是有緊急狀況要處理」。他們即使在該入睡休息時，仍擔心著狀況不穩定的病人還可以怎麼救。

每七天，這群一線的醫護團隊要接受 PCR 篩檢。他們的家人往往更爲緊張，總催問著「篩檢結果出來了嗎？」有些則是不敢讓家人知道自己投身一線戰疫，想待功成身退再稟告。

十八年前吳耀光醫師參與SARS醫療工作時，父母曾叨叨唸道：「你們醫院都沒有別人了嗎？為什麼要去這麼危險的地方……」但是這回，父親回給他的訊息卻是：「謝謝你，我們都以你為榮，因為你說照顧確診病人是你的本分事，是為臺灣盡一點點該盡的力……」讓他很感動。

自願投入第一線的醫護，幾乎都跟吳醫師一個樣，沒有跟家人「商量」，而是「告知」並盡可能取得理解。因為自願投入，他們更能同理且耐心溫柔地照護病人，那份眞誠而友好的付出也讓病人在回診或接到醫院電話關懷時，仍能敞開心扉傾訴他們出院後的種種遭遇與心情轉折。

新冠肺炎帶來的最大陰影，或許不是病毒，而是恐懼——形成了人與人之間的疏離。感謝臺灣每一家挺身而出收治確診病人的醫療院所，因為他們的勇敢無畏與奮鬥不懈，讓我們在疫情最嚴峻的時刻，還能看見人間的希望與溫暖！衷心感恩！

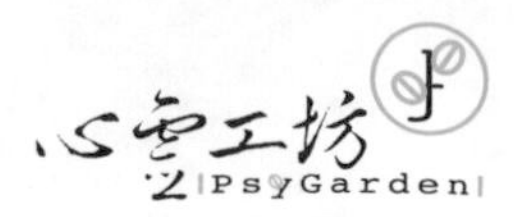

Caring 102

疫起面對，我願意！
新冠蔓延下的人物放大鏡 慈濟醫療以愛戰疫

作者—楊金燕

出版者—心靈工坊文化事業股份有限公司
發行人—王浩威　總編輯—徐嘉俊
協力執行主編—曾慶方、楊金燕
責任編輯—黃心宜 特約編輯—王郁兮 封面設計—Fiona 內文排版—陳俐君
企劃統籌—佛教慈濟醫療財團法人人文傳播室
校對—佛教慈濟醫療財團法人人文傳播室

特別感謝 台北慈濟醫院公共傳播室、台中慈濟醫院公共傳播室
大林慈濟醫院公共傳播室、花蓮慈濟醫院公共傳播室

通訊地址—10684 台北市大安區信義路四段 53 巷 8 號 2 樓
郵政劃撥—19546215　戶名—心靈工坊文化事業股份有限公司
電話—(02) 2702-9186　傳真—(02) 2702-9286
Email—service@psygarden.com.tw　網址—www.psygarden.com.tw

製版．印刷—中茂分色製版印刷股份有限公司
總經銷—大和書報圖書股份有限公司
電話—(02) 8990-2588　傳真—(02) 2290-1658
通訊地址—248 新北市新莊區五工五路二號
初版一刷—2022 年 5 月　ISBN—978-986-357-239-8　定價—450 元

國家圖書館出版品預行編目資料

疫起面對，我願意！：新冠蔓延下的人物放大鏡 慈濟醫療以愛戰疫 / 楊金燕著 . -- 初版 . --
臺北市 : 心靈工坊文化事業股份有限公司 , 2022.05
238 面 ;14.8×21 公分 . -- (Caring ; 102)　ISBN 978-986-357-239-8（平裝）

1.CST: 佛教慈濟醫療財團法人 2.CST: 醫療服務 3.CST: 嚴重特殊傳染性肺炎 4.CST: 傳染性疾病護理

419.333　　111005896